U0199509

儿科急诊室的故事

——生活中的小隐患大风险！

主　审　王　荃

主　编　张琳琪　王春立

副主编　李清华　段颖杰

编　者　（以姓氏笔画为序）

王　楠　王　聪　王亚楠　王春立　曲　斌

刘　文　李　莉　李　倩　李广玉　李莲叶

李清华　何久智　宋　楠　张　松　张　京

张　洁　张泊宁　张琳琪　陈　征　陈　艳

金　露　段颖杰　贾红艳　翟士芬

人民卫生出版社

·北京·

版权所有，侵权必究！

图书在版编目（CIP）数据

儿科急诊室的故事：生活中的小隐患大风险 / 张琳琪，王春立主编 . —北京：人民卫生出版社，2022.7

ISBN 978-7-117-33122-7

Ⅰ. ①儿… Ⅱ. ①张… ②王… Ⅲ. ①小儿疾病–急诊 Ⅳ. ①R720.597

中国版本图书馆 CIP 数据核字（2022）第 084944 号

人卫智网	www.ipmph.com	医学教育、学术、考试、健康，购书智慧智能综合服务平台
人卫官网	www.pmph.com	人卫官方资讯发布平台

儿科急诊室的故事
——生活中的小隐患大风险
Erke Jizhenshi de Gushi
——Shenghuo Zhong de Xiao Yinhuan Da Fengxian

主　　编：张琳琪　　王春立
出版发行：人民卫生出版社（中继线 010-59780011）
地　　址：北京市朝阳区潘家园南里 19 号
邮　　编：100021
E - mail：pmph @ pmph.com
购书热线：010-59787592　010-59787584　010-65264830
印　　刷：北京盛通印刷股份有限公司
经　　销：新华书店
开　　本：889 × 1194　1/32　印张：6　插页：2
字　　数：105 千字
版　　次：2022 年 7 月第 1 版
印　　次：2022 年 9 月第 1 次印刷
标准书号：ISBN 978-7-117-33122-7
定　　价：46.00 元

打击盗版举报电话：010-59787491　E-mail：WQ @ pmph.com
质量问题联系电话：010-59787234　E-mail：zhiliang @ pmph.com
数字融合服务电话：4001118166　E-mail：zengzhi @ pmph.com

序

北京儿童医院作为国家儿童医学中心、三级甲等儿童专科医院，每年收治大量患儿。随着社会经济水平的提高和生活方式的现代化，儿童各种类型的伤害事件呈增多趋势。

2021 年国务院颁布了《中国儿童发展纲要（2021—2030年）》，新增"儿童与安全"领域，儿童安全方面的内容涉及多维度、多层面，既包括儿童溺水、道路交通等伤害，也包括儿童用品安全、儿童食品安全、儿童生活环境安全以及应急预案、急救等安全事故应对机制的内容。同时，也着重强调加强儿童看护，提高儿童照护者的看护能力，明确家长和照护者在儿童伤害预防中的重要作用。

《儿科急诊室的故事——生活中的小隐患大风险》一书以北京儿童医院收治的大量真实发生的事件为案例展开描述。由一个小事件将读者带入场景，全面延伸，找出生活常见场景中容易出现的各种儿童安全隐患，从而提高儿童及照护者的安全意识。此外，还针对如何预防儿童伤害和监护人应掌握的急救技能等进行了重点讲解，给予家长科学、专业、实用的警示和指导。本书还对于重点环节以图片的形式予以展示,增强视觉效果,提高指导性和实用性。对儿童照护者来讲,这应该是一本非常有指导意义的图书。

儿童是祖国的未来,是建设社会主义现代化国家的生力军。让儿童能在安全的环境下健康成长,实现其更好的发展,是家庭、学校、社会共同的责任。北京儿童医院护理团队为本书的撰写倾注了大量心血,在内容上追踪案例、总结经验、循证实践;在表述上简明扼要、重点突出,集指导性及实用性于一体,感谢每一位编者的努力和付出,希望通过阅读本书能够提高儿童照护者的看护能力,帮助儿童安全、健康成长。

王 荃

2022 年 2 月

前言

生活是美好的，和宝贝一起成长的日子更是五彩斑斓、多姿多彩的，而社会的发展，时代的变迁，科技的飞跃更是为生活注入了新的活力。但是在高度发达的现代化生活中也无时无刻不蕴藏着风险，稍不注意就可能会酿成危害，特别是身心发育尚不成熟的儿童，更容易受到伤害。

伤害是指突然发生的各种事件或事故对人体造成的损伤，致病因子可以包括各种生物、化学和物理因素。如溺水、跌落、烧烫伤、中毒、交通相关损伤及其他意外事故，已经成为世界范围内儿童的头号"杀手"，是 21 世纪威胁儿童生命和生存质量的主要健康问题。据统计，我国 0~14 岁儿童因伤害所导致的死亡率为 18.6/10 万人，在 0~14 岁儿童总死亡人数中约占 25%。伤害的发生与患儿的年龄、性别、家庭背景及社会文化因素密切相关。一旦发生，伤害不仅给儿童及其家庭带来身心痛苦，也给社会造成极大的负担。对伤害预防重于治疗，需要社会、家庭、学校的多方配合协同采取措施。

　　本书主要以现代化生活中蕴藏的小风险为着眼点，以急诊室收治的案例为主线，以一个个鲜活的案例展开描述，引发儿童照护者对事件的关注和重视，描述伤害发生的原因、事件可能导致的风险以及相应的预防措施和现场急救策略，为儿童照护者提供预防－急救相关知识，让更多家庭、学校、托幼机构以及社会了解儿童伤害的可能性以及可以采取的预防措施，从而尽早发现生活中的小问题，避免大风险的发生。

　　本书由具有丰富急救护理经验、长期从事临床一线急危重症护理工作的专家共同编写。

　　限于编者水平，书中难免存在疏漏之处，恳请广大读者予以指正。

张琳琪　王春立

2022 年 2 月

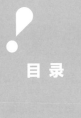

目 录

儿科
急诊室故事

生活中的
小隐患 大风险

生活中的
小隐患　大风险

第一章

跌倒 / 坠落伤

婴幼儿时期对外界事物充满好奇,但身体协调性差,而且对危险事物的识别和防范能力不足,容易发生伤害。跌倒/坠落伤是指使人不慎跌倒在地面、地板或其他地面较低的地方的事故,其造成的损害可以是致命的也可以是非致命的。根据相关研究,在世界范围内儿童及老人是跌倒/坠落伤的高发群体,跌倒/坠落伤也是导致儿童伤残的主要原因之一。

1 室内窗台、阳台潜在的风险

坠落伤是指从高处坠落,由于受到高速冲击力,人体组织、器官会在一定程度上遭受破坏造成损伤,一般有多个器官损伤,严重时会导致死亡,是小儿急诊常见的就诊原因之一,也是儿童长期失能的主要原因。随着我国现代化建设及城乡一体化的快速发展,坠落伤的发生呈上升趋势。窗台、阳台是室内重要的"观景区",也是儿童在室内活动时经常会光顾的区域,可是您知道窗台、阳台有哪些潜在的风险吗？

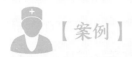

【案例】

窗台坠落伤

1 岁 4 个月的小朵朵家住四层，一天她与妈妈在家中窗台附近玩耍，妈妈转身取东西，回来发现朵朵已从 4 楼窗台坠落到楼下，面朝地面，有哭闹呼喊及四肢活动。惊慌失措的妈妈立即下楼将朵朵抱起，到医院急诊科就诊，医生查体发现患儿头部多处骨折，意识不清，双侧瞳孔不等大，右下肢肿胀。以"坠落伤、休克、颅脑外伤、脑疝及下肢骨折"收入儿童重症监护室（PICU）。

【案例相关知识】

通常跌落高度 ≥ 2m 称为高空坠落伤，从高处意外坠落是导致儿童死亡、永久性脑损伤和骨骼损伤的主要原因。从高处坠落，受到高速冲击力的影响，人体的组织和器官遭受破坏，因此病情具有伤情重、病情复杂度高、受伤器官多、并发症多和应激反应强烈等特点，损伤的严重程度与体重、被撞部位、体表衣物厚度、坠落高度、坠落速度、所撞物体的性质等因素有关，轻者仅有轻微疼痛感，重者可形成骨折、内脏破裂、肢体离断等损伤，甚至死亡。本案例儿童从 4 楼窗台坠落，高度 ≥ 2m，属于高空坠落伤，其头部及四肢受到高速冲击力，因此，导致颅脑外伤以及下肢骨折。

【 与高空坠落相关的风险及预防措施 】

 风险一　在楼下招呼楼上儿童的风险

有些家长喜欢在楼下招呼楼上的儿童并逗儿童玩，殊不知这样可能会无意中引导孩子经常到阳台或窗户前张望，甚至攀爬，一旦窗户没有关闭就可能导致危险的发生。

 预防措施： 对儿童进行安全教育，不可单独一人去阳台或窗户旁向外张望，家长不应养成在楼下向楼上儿童招手的习惯，以免因某些错误的举措而给儿童们带来危险的暗示，使儿童认为某些错误的行为是被允许的。

风险二　照顾者看管儿童注意力不集中

成人看管儿童时注意力不集中是儿童高空坠落的重要危险因素之一。儿童认知发育不成熟,风险识别能力较弱,行为控制能力有限,即使知道危险,也很难规避。由于儿童具有强烈的好奇心和探索欲望,在一定程度上增加了照顾者的看管难度。

预防措施: 照顾者看管儿童时不应沉迷于手机。无论在何种情况下,照顾者都不应留儿童单独在房间内。不应让儿童长时间脱离照顾者的视线。照顾者的某些精神和情绪,例如疲劳、抑郁等均会影响对儿童看管的效率和质量。根据照顾者具体情况,及时进行更换,选择情绪及身体状态良好的照顾者,避免照顾者过度劳累。

风险三　飘窗、窗帘暗藏危机

家中的飘窗经常被儿童当作自己的玩耍小基地,窗台因为可以看到外面,成为儿童经常光顾的地方。可是这两个地方暗藏严重的安全隐患：窗台和飘窗处通常安装有窗帘，容易遮挡视线或绊倒孩子，如果此时窗户处于打开状态，且没有安装防护网，很容易造成坠落伤。

预防措施： 若条件允许，可在飘窗处安装围栏或在窗户外安装防护网。教育儿童玩耍尽量远离窗户。禁止儿童将窗帘、窗帘绳当作玩具拉扯或拖拽。

风险四　窗户或阳台安全系数不达标

窗台、阳台可以看到室外的风景，是儿童在室内活动时经常会去的地方，但是因为窗户或阳台安全存在问题导致的坠落伤时有发生。

预防措施： 高层住房应在阳台和窗台安装防护网。防护网高度应在 110cm 以上，且垂直杆间间距不应大于 11cm，栏杆不应有横向设计，以免误导儿童攀爬。阳台护栏底部的空隙不应太大，空隙过大时，儿童容易翻出受伤。阳台和窗台附近不要放置任何可以供儿童攀爬的家具、玩具或杂物，如矮柜、凳子、鞋盒等,以防止儿童将阳台或窗台当成娱乐场所从而发生坠楼事故。定期检查、维修阳台围栏,以免老旧松动。

风险五　从床上跌落

由于儿童缺乏自我保护能力,对危险的识别能力有限,玩耍、找东西、翻身时,都可能发生坠床。

预防措施：婴幼儿的床应安装围栏。可在床旁的地面上铺设软垫,增加缓冲,避免儿童直接坠落在坚硬的地面。

风险六　儿童身在高处

儿童活泼好动,喜欢攀爬高处,家中的沙发、桌椅、柜子等高处均有可能造成儿童的坠落伤。家长在怀抱儿童或与儿童互动游戏时,也有可能造成坠落伤。

预防措施： 不要让儿童在楼梯、窗台等处玩耍，不要让孩子攀爬高处。儿童在椅子、沙发等高处时，一定要有专人看护，避免儿童单独玩耍摔伤。教育儿童不要把头和身体伸出窗外、护栏外。

成人在怀抱儿童时，要将儿童抱稳。切忌将儿童抛起；儿童骑在成人肩上时应注意周边物品的高度，避免儿童磕碰头部，移动时应注意儿童的重心，避免摔伤。

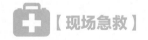

【现场急救】

若儿童发生意外高空坠落时，家长应立即拨打急救电话求助。在现场时，应先判断患儿是否有意识、自主呼吸是否消失、有无出血、有无四肢活动障碍、有无颈部损伤及有无血肿，这样既能防止在伤势不明的情况下对儿童造成二次伤害，也可以向救援人员提供症状分析依据，提高院前急救的效率与质量。

1. 出血的现场处理 如有明显出血，应立即用无菌纱布或干净的衣物直接压迫在出血部位,止血之前先不要清理伤口或嵌入的异物,防止出血加重。如儿童从高处跌落造成胸腹创伤(包括瘀青、勒痕等),受伤后胸部或腹部疼痛,受伤后气促、咯血或吐血或身体湿冷但无外出血表现时,应怀疑内脏出血,应让儿童躺下并保持不动,用毛毯或衣物为其保暖,密切观察,等待进一步救援。大出血或怀疑内脏出血时,应让患儿保持平静,避免哭闹,以防出血进一步加重。

2. 骨折的现场处理 若初步判断儿童发生骨折,尤其是腿、腰、胸或背等部位时,家长不要擅自移动儿童,且避免患肢活动,以免损伤神经。如果有断骨穿过皮肤或发生弯折,不得将其拉直或自行复位,在接受过更高级培训的人员接手之前,需要保护创伤部位。如果创伤部位正在出血,可直接加压止血,根据需要使用夹板固定骨折部位。卷起的毛巾、杂志和木块等可替代夹板。夹板长度应大于损伤部位的长度,并能支撑损伤部位以上和以下的关节(图 1-1)。使用干净敷料覆盖开放性伤口,将夹板绑在受伤肢体上或用胶布固定,固定时应紧密贴合,不得阻断血流。保持儿童肢体不动。

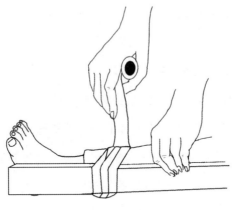

图 1-1 骨折固定

3. 头部损伤的现场处理 如果发现患儿没有反应或仅发生呻吟、困倦或意识不清、呕吐、视力改变,行走困难或无法移动身体某一部位,出现抽搐等,应怀疑患儿发生了头部损伤。如果患儿发生意识障碍,应评估自主呼吸,必要时启动心肺复苏。若患儿鼻子或耳朵有血液或其他体液流出,应高度警惕颅骨骨折、脑脊液外漏的情况发生,如果环境安全不会造成二次伤害,则不要移动患儿,此时陪伴患儿,观察反应,等待进一步救援。

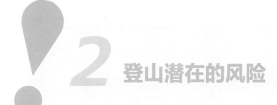

2 登山潜在的风险

　　登山作为一种户外有氧运动，可以让儿童呼吸新鲜空气、吸收阳光，促进身体发育，同时还可以锻炼儿童的毅力，满足儿童好动与探究的本性，促进情感智力发育，释放儿童的心理压力和学习压力等，可谓是好处多多，因此很多家长也会在假期或周末带儿童进行登山运动，但是其中潜藏的一些危险还是需要家长提前做好防范措施的。

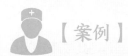 【案例】

登山游玩正当时，注意脚下莫大意

　　十一节假日的第一天，8 岁的齐齐和妈妈还有小姨一起去郊区登山，下山的时候活泼好动的齐齐跑着跳着往山下走，突然一脚踩空，齐齐从台阶处滚落了下去，妈妈和小姨赶忙上前查看,发现齐齐昏了过去。小姨赶紧拨打急救电话,急救人员到达后,迅速将齐齐送至急诊,查体:患儿意识障碍,有自主呼吸,眼眶周围软组织青紫肿胀,顶部、颞部头皮血肿,右侧外耳郭、右侧耳后皮肤、双上肢及左侧髋部散在挫裂伤,双侧眼睑稍水肿、闭合不全,四肢末梢凉。CT 平扫示颅骨骨折、硬膜外／下出血,第 3、5、8 节胸椎椎体轻度压缩骨折。齐齐被收入 PICU 继续治疗,经过 20 天的住院治疗,齐齐康复出院。

【案例相关知识】

多发伤指在同一伤因的打击下,引起身体两处或两处以上解剖部位或脏器的创伤,即使单独存在其中一种创伤也可能危及生命。常见于交通事故、爆炸性事故、矿场事故、高处坠落／跌落等,多发伤创伤部位多、伤情严重、组织破坏严重,常伴失血性休克或创伤性休克,免疫功能紊乱,高代谢状态,甚至是多器官功能障碍综合征。多发伤的临床表现与损伤的部位密切相关,如头部创伤主要表现为神志的变化,严重者可出现昏迷;面、颈部创伤可以造成气道阻塞,引发窒息;胸部创伤最常表现为肋骨骨折，血气胸和肺挫伤；腹部多发伤常见于实质性脏器破裂引起的内出血以及空腔脏器破裂形成的腹膜炎等。本案例中的齐齐就是因为从高处跌倒滚落造成的多发伤，主要创伤包括颅骨骨折、脊柱椎体骨折和硬膜外/下出血等。

【 与登山相关的其他风险及预防措施 】

 风险一　中暑的风险

在暑假期间，很多家庭会选择带着孩子外出登山。夏季炎热、气温较高、空气闷热，登山时需要耗费大量的体力和耐力，孩子登山时会大量出汗，容易出现头晕、恶心等症状，甚至导致中暑或者虚脱。

 预防措施：夏天带孩子外出登山，应尽量选择早晨，避免选择阳光直射、温度较高的中午。登山前一定要带好充足的水及食物，还可带一些解暑降温的药品，如藿香正气水等。如果登山中出现头晕、恶心等症状，应在荫凉处休息，及时饮水以缓解症状。

风险二　关节扭伤的风险

下山时孩子经常会蹦蹦跳跳，三步并作两步，这样人体容易失去平衡。此外，下山时，膝盖和腿部肌肉会承受较重的张力，同时也会加重踝关节负担，容易引起踝关节的内翻或外翻，导致踝关节的扭伤。若不慎摔倒也可能导致骨折、脱臼或扭伤。

预防措施： 登山前最好随身携带必要的急救药品，如云南白药、止血绷带等，以便在发生摔伤、碰伤、扭伤时派上用场。登山前做好热身准备，可利用几分钟时间做肌肉伸展活动，尽量使全身肌肉放松。登山时以穿登山鞋、运动鞋为宜，登山速度要均匀，目光保持在自己前方3~5m为宜。在登山过程中家长应高度关注孩子的动向，尤其是对于活泼好动的孩子。下山时尽量走台阶，少走山面斜坡，避免在草地、湿地、沙坡等软地面行走。尽量不在危险的山崖边照相，以防发生意外。

风险三　中毒的风险

山中常有有毒有害的动植物,如毒蜂、毒蛇、毒蘑菇以及污染的水源,一旦误伤或误食,会引起恶心、呕吐等症状,严重者可危及生命。

预防措施: 登山时注意个人防护,建议穿长袖衣裤,远离马蜂窝或激惹蜂群,不要主动攻击马蜂;接触花草和树木时,要预先查看,发现蜂巢,要悄然走开,以免惊扰蜂群,引起尾追。家长需看管好孩子,不要随手采摘和食用一些野菜、野花、野果子或野蘑菇等,以免误食中毒。

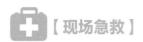

【现场急救】

1. 登山跌倒的现场处理　首先立即拨打急救电话,同时查看儿童意识及儿童有无肢体出血,严重出血可能危及生命,须采用紧急的止血措施,可通过直接按压或者加压包扎止血;若怀疑骨折,不要随意搬动儿童。注意保持呼吸道通畅,避免呕吐后误吸,等待救援。

2. 中暑的现场处理　首先将儿童移至阴凉通风处,让其喝一些清凉饮料,必要时让其口服藿香正气水,多喝水以避免虚脱。

3. 关节扭伤的现场处理　发生扭伤时,首先应保持安静制动,不要受力,如有条件,可予局部冷敷,不要按摩或热敷,以免加重肿胀。如果患处异常肿胀、畸形或疼痛难忍,应警惕骨折,不要随意搬动儿童,局部予以固定后送往医院。怀疑脊椎受伤的,一定要放在平坦而坚固的担架上固定后送往医院,以免造成脊髓损伤。

4. 中毒的现场急救　拨打急救电话。怀疑食源性中毒的,立即停止接触毒物,由于催吐可能导致呕吐物误吸引起窒息,因此不建议催吐,可携带怀疑的毒物尽快将儿童转运至医院进行治疗。被毒蜂蜇伤的患儿,注意保持气道通畅,并尽快送到最近的医院进行基本救治。若儿童不慎被毒蛇咬伤,应保持冷静,限制被咬伤肢体的活动,让受伤部位保持在低于心脏的水平,以延缓蛇毒的吸收。立即对患肢的近心端进行结扎,可以先用绷带或者鞋带等进行结扎,结扎时不要力度过大,否则容易造成局部组织的坏死,同时要注意定时松解,避免造成二次的损伤水肿。对于咬伤的创面,可以用矿泉水等进行冲洗,同时轻轻挤压创面排出毒素,避免毒素吸收,并尽早将患儿转移到医疗机构。

3 活动 / 运动中潜在的风险

跌倒伤害是引起儿童非致命伤害的首要原因,位于我国伤害原因构成比的前3位,占全球0~17岁儿童致死性伤害原因构成比的4.2%。跌倒的主要危险因素包括活动/运动、缺乏看管、环境中存在的危险等。一旦在活动或运动中受到伤害,将对儿童及家属造成严重的生理及心理创伤。

 【案例】

游乐场跌倒引发的胫骨骨折

奶奶带6岁的淘淘到一家室内游乐场玩。娱乐区内有多项儿童娱乐的项目,包括海洋球池、滑梯、蹦床等。琳琅满目的娱乐设施让淘淘开心得像小鸟一样,满场子飞奔。

淘淘最喜欢的还是海洋球池,这让淘淘在欢乐的海洋中遨游。奶奶见孙子开心的玩耍,就在远处的休息区找地方坐了下来。淘淘玩累了,从海洋球池跑出来找奶奶,谁知地上有散落的海洋球,淘淘一下子就跌倒在了地上,小腿受力着地。剧烈的疼痛让淘淘大声哭喊起来,奶奶急忙将淘淘送往医院。此时淘淘神志清楚,精神反应好,呼吸平稳,左侧小腿肿胀、疼痛,不能弯曲。根据X线片显示:左胫骨骨折,患儿需要手术治疗。经过手术复位三周后,淘淘出院了。

【案例相关知识】

胫骨骨折是儿童较为常见的骨折类型。胫骨骨折一般表现为局部疼痛、肿胀和功能障碍,部分可有明显的畸形。骨折局部出现剧烈疼痛,特别是移动患肢时加剧。局部肿胀和疼痛使患肢活动受限且患儿耐受力低,受伤后对疼痛的感觉非常强烈,因此患儿会哭闹明显、难以安抚。本例儿童因被球绊倒,小腿受力着地,因此发生胫骨骨折。

【 与运动相关的其他风险及预防措施 】

风险一　舞蹈导致的伤害

很多小朋友从小学习舞蹈,舞蹈很美可是活动不当也暗藏着风险,特别是舞蹈过程中跌倒后容易导致肢体损伤,更为严重的是因活动不当导致腰部扭伤甚至脊髓损伤。近年来由于跳舞导致肢体损伤的患儿数量明显增加。肢体损伤患儿如果治疗不及时,有可能会引发水肿等并发症,致使患儿疼痛难忍,导致软组织损坏。

预防措施: 建议选择正规的舞蹈机构,科学训练高难度的舞蹈动作,要在老师的指导下完成。同时在练习舞蹈过程中要注意力集中,避免外界环境干扰造成的意外事件发生。注意加强对易损伤部位肌肉进行力量训练和关节的柔韧性训练。如加强股四头肌练习,可以防止膝关节损伤。

风险二　户外活动防护不当

　　户外活动种类繁多，同时户外也是儿童伤害的高发地点，例如滑滑梯时不小心从滑梯上摔下来，造成了肱骨髁上骨折；玩平衡车时身体失衡，意外摔倒造成肱骨骨折；打篮球时，手指被篮球砸到，造成指骨骨折；玩蹦床不当造成脑震荡等。

　　预防措施：保持身体处于良好的稳定状态：运动前应做好充分的准备活动，提前做好热身活动不但能增加肌肉内部的血液循环、肌肉应激性和增强关节的柔韧性等，还能预防运动带来的损伤。要根据户外活动的类型为儿童选择合适的护具，并正确佩戴。

风险三　滑雪带来的伤害

　　滑雪既惊险又刺激，能够给人带来无限乐趣，但在享受乐趣快感的同时，极容易因跌倒受到伤害，主要包括：自己滑雪时跌倒，和滑雪者发生碰撞，坐缆车时从缆车上跌落下来。

预防措施： 在滑雪的时候一定要保证装备穿戴正确和齐全，尤其是护具配备完全，并且尽量在正规、游客少的雪道游玩，注意控制与其他游客的距离，注意身边其他游客的情况，以避免与其他人相撞。要掌握"最安全摔法"，滑行中如果失控跌倒，应迅速降低重心，向后坐，可抬起四肢，屈身，避免头朝下和翻滚，应随坡度自然下滑，等待慢慢停住。摔倒时有三个不要，不要用手支撑，不要手脚乱动，身体不要翻滚。雪场气温较低，注意做好热身活动。

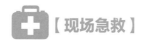

【现场急救】

1. 颈部损伤 首先让患儿平躺，背部伸直，不要移动头部和颈部。将毛巾或衣物等卷成圆筒状放在颈部的两侧进行固定，以防止颈部移动。随后用冷水将毛巾弄湿或用冰块敷在撞击的地方。如有出血，用干净的布块加压止血。密切观察患儿的情况，及时去医院诊治。在移动患儿到安全区域时，要注意颈部的固定保护，可用双臂平托头部与肩部在一个平面，保持颈部不动。

2. 肌肉拉伤　肌肉拉伤是肌纤维撕裂而致的损伤,主要是由运动过度或热身不足造成的,可以根据疼痛程度判断受伤的轻重,一旦出现疼痛感应立即停止运动,并在痛点敷上冰块或冷毛巾,保持 30 分钟,以使小血管收缩,减少局部充血、水肿,切忌揉搓及热敷。

3. 扭伤　扭伤是由于关节部位突然过猛扭转,造成附在关节外面的韧带撕裂所致,多发生在踝关节、膝关节、腕关节及腰部。扭伤发生后的 24 ~ 48 小时内可予冷敷,主要是起到止血、消肿的作用,待受伤部位的肿胀、皮下淤血情况稍微稳定后,可酌情热敷。热敷主要是促进血液循环,促进水肿吸收,同时还可以促进血液和淋巴液的回流。腰部扭伤后让患儿仰卧在硬板床上,腰下垫软枕提高舒适度。

以上这些现场急救措施都是我们日常生活中常见的儿童运动伤害,针对损伤的不同程度及部位,采取不同的应对措施,最重要的是面对运动损伤所造成的伤害时,各位家长一定要保持镇静,不要手忙脚乱,以免造成二次伤害。

第二章

溺　水

在妈妈的子宫里,胎儿便生活在羊水中。随着儿童的成长,每次洗澡的戏水时光,游泳健身的欢愉时刻,都给儿童带来无限的乐趣。但是游泳和洗浴也蕴藏着极大的危险。溺水在我国儿童和青少年伤害死亡构成比占40%左右。

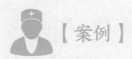

【案例】

澡盆导致的溺水

豆豆8个多月,从出生后,妈妈每天都会在午后给豆豆在家中泡澡,每次豆豆都会在浴盆里开心地玩很久。这天,妈妈像往常一样,在午后暖阳下,给豆豆准备好洗澡水,并放上他喜爱的玩具。妈妈正坐在旁边陪着豆豆一起玩水,突然手机响了,妈妈看了一下正在专心玩玩具的豆豆便温柔地说:"宝贝,妈妈拿一下手机,马上过来,你坐着玩别乱动。"豆豆似乎听懂了,啊!啊地说着还点点头。妈妈看着懂事的豆豆,转身去客厅接电话。原来是电话里的爸爸想豆豆了,想要和豆豆视频互动。妈妈打开视频,边和爸爸讲话边来到豆豆泡澡的浴盆。眼前的一幕把妈妈惊呆了,只见豆豆脸朝下趴在浴盆里一动不动了……

【 案例相关知识 】

溺水又称淹溺,是人淹没或浸入水或其他液体介质中,造成呼吸受阻的过程。溺水对人体脏器的损害主要是由缺氧引起的,主要受累的靶器官包括肺、脑、心脏和肾脏。溺水风险最高的年龄组是 0~4 岁儿童。我国 1~14 岁儿童溺水死亡率为 10.28/10 万。儿童发生溺水时,往往是无声且快速的。溺水时可能呈现出的状态包括:头离水面很近,嘴巴位于水面;头向后倾斜,嘴巴张开;腿不动,身体垂直于水面;急促呼吸或喘气;双眼无神,无法聚焦;紧闭双眼;头发盖住了额头或者眼睛;试图游向某个方向,却未能前进;试图翻转身体;做出类似攀爬梯子的动作。这样的状态会让人误以为儿童在游泳、练习憋气或玩水,而忽略了溺水的可能。所以,家长应注意识别溺水,并且时刻保持有效看护。豆豆是因为水进入呼吸道后,机体自主出现屏气,水进入口咽反射性地导致喉痉挛,随着时间延长,引起了豆豆缺氧和二氧化碳潴留。

【与溺水相关的其他风险及预防措施】

风险一　水缸、水桶暗藏的隐患

有数据报道,80% 的 1~4 岁儿童的溺水发生在家中或家附近。室外最常发生溺水的地点为池塘、沟渠、湖泊和河流等,4 岁以下儿童溺水则主要发生在家中。对于低龄儿童来说,只需 3cm 的水深就足以引发溺水。

预防措施:家中盛水容器应加盖。不用的水及时倾倒,如腌菜水缸、水桶等,或将盛水的器具放置在儿童不宜触碰的地方,家长加强看护。

风险二　婴幼儿颈部泳圈的适合度

很多家长会让孩子出生后就接触游泳。颈部泳圈是低龄孩子的首选,但是由于婴幼儿颈椎发育还不完全,很稚嫩,需完全依靠游泳的颈圈浮在水面上，如果方法不正确或者时间太久，都有可能对婴幼儿的颈椎造成伤害。还可能发生颈圈滑脱或孩子翻转而发生溺水。

预防措施： 正确选择游泳圈，婴幼儿游泳的颈圈适合 6 个月以下婴儿使用，1 周岁以上可使用腋下泳圈。婴幼儿游泳应在喂奶后 1 小时后进行。如果婴儿脐带没有脱落，在下水前贴上防水贴，游完泳后用乙醇消毒，以防感染。游泳全程需由家长陪护，用双手托起腋下，按摩抚触，有利于克服婴幼儿的恐惧感。

风险三　游泳过程发生肌肉痉挛

儿童在见到水时，都会异常兴奋，常常会忽略热身运动。由于水温多低于体温，身体的温度没有提前升上去，所以在游泳的时候容易导致肢体温度迅速下降而引发肌肉痉挛。在游泳运动中最易发生痉挛的部位有大腿、小腿，其次是手指、上臂、颈部，有时胃部和腹部也发生痉挛的可能。人在水中如果发生了痉挛，很容易发生溺水。

预防措施：游泳前，应指导儿童充分热身，做好肌肉拉伸。寒冷天气进行户外运动时，注意防寒保暖。游泳时，及时给儿童补充电解质，可以选择功能性饮料。下肢肌肉痉挛时不要慌张，应尽快离开水面，并牢记以下三点急救措施：保持镇定，放松身体；抓住儿童抽筋的脚；用手将抽筋的脚趾向背侧弯曲，可使痉挛缓解（图2-1）。

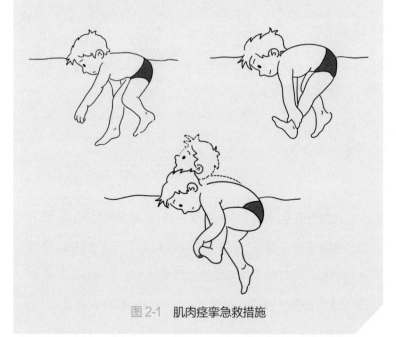

图2-1　肌肉痉挛急救措施

风险四　泡温泉不当

温泉的温度相对较高,容易造成儿童周围血管扩张,新陈代谢增加,如果泡得太久,可能出现缺氧,甚至出现脱水、虚脱甚至昏迷。泡温泉时活动量过大,还可能导致心功能受影响。温泉的冷热温差,对儿童也是一种刺激,很容易造成呼吸道感染。

 预防措施: 儿童泡温泉每次最多不超过15分钟,3岁以下的婴幼儿更要缩短泡温泉的时间,1岁以下的婴儿不宜泡温泉。温泉中含有多种矿物质,其中酸性温泉和含"硫"温泉对婴幼儿皮肤的刺激性较大。由于婴幼儿的皮肤很薄,角质层不完善,有较高的吸附和通透能力,因此一些有害物质会通过皮肤迅速扩散到婴幼儿体内。

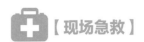 【现场急救】

1. 户外溺水的现场处理　立即呼救并寻求周围人员帮助。如果在户外溺水,应立即寻找专业救生人员,并拨打急救电话,

一定注意，儿童不能擅自入水施救。尽快使溺水儿童脱离水域，不要在水中进行施救。

2. 施救人员应迅速判断溺水儿童的意识，如果意识丧失，则立即判断有无自主呼吸，如自主呼吸消失，需立即开放气道，清除口鼻腔内的堵塞物，给予2~5次人工呼吸，然后进行胸外按压。需注意人工通气时尽量保证胸廓起伏，做到有效通气。

3. 如果存在有效自主呼吸，立即将溺水儿童置于右侧卧位，擦干身体及时保暖，等待救援时密切观察溺水儿童情况。

4. 脱离水域后，在不影响心肺复苏的情况下尽快给溺水儿童脱去湿衣服，擦干身体，防止体温继续下降。

5. 如果第一个目击者不会施救时，在拨通急救电话后，可请求专业急救人员在电话中进行指导施救，切勿惊慌。

溺水救治是一个争分夺秒的过程，及时发现溺水儿童，救援人员正确地施救，尽量缩短溺水儿童溺水时间，才能增加生存机会。由于尽快恢复氧供是早期复苏的核心，所以气道开放和有效通气是院前急救的关键。然而，减少溺水对儿童危害的关键还是在预防，需要家庭和社会共同努力。

第三章

异 物

　　0~2岁是儿童最喜欢将异物塞入口腔的时期,在6岁之前,儿童常存在一个"洞洞敏感期",可能将小型玩具、食物、小物件等塞入口、鼻、耳等部位,由此导致各类异物发生。年长儿童也可因为各种原因导致异物的发生。不同部位的异物对儿童造成伤害的程度不同,有的异物可使患儿感到轻微疼痛、不适感,有的异物发生则可导致患儿窒息、大出血,危及患儿生命。如何能够从根源上避免儿童发生异物伤害? 异物发生时,家长能做些什么呢?

1 鼻腔异物

　　鼻位于面部中央,是人体呼吸道的起始部,又是嗅觉器官。鼻腔的鼻前孔与外界相通,鼻后孔通过鼻咽部、咽部、喉部与气管和肺相通。如异物进入鼻腔可能导致鼻出血、疼痛、局部感染,若不慎进入气管或食道可引起呛咳或窒息等,甚至危及生命。

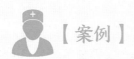

鼻腔内的"正负极"

波波是一名三年级的小学生,正是调皮好玩的时候,一天他的同桌星星带来了个稀罕玩具,两块小小的吸铁石,圆圆、扁扁的互相吸引的正负极吸铁石。波波觉得甚是有趣,爱不释手。但是星星也想玩,波波又舍不得归还,就想着把玩具藏起来,于是他把两块吸铁石,分别塞进了两个鼻孔。没想到,鼻腔两侧的小吸铁石隔着鼻中隔紧紧地吸到了一起,波波特别恐慌,感觉到不能呼吸了,于是大声哭了起来。学校的老师赶紧查看了波波的情况,立刻通知了波波的妈妈,并一起去了医院的急诊就诊,最后在医生的紧急处理下,双侧鼻腔的"正负极"吸铁石被取出,波波这才露出笑脸。

【案例相关知识】

鼻腔异物是指鼻腔中存在的外来物质。常见鼻腔异物有

三类:

1. 植物类 如黄豆、花生粒、玉米、瓜子、果核等异物,可致鼻塞流涕,若滞留时间较长,此类异物遇水膨胀,则症状加重。

2. 生物类 小昆虫、蚂蚁、水蛭等进入鼻腔爬行,可致疼痛、出血。

3. 非生物类 纸团、橡皮、玻璃球、粉笔、纽扣、泡沫、沙石、纽扣电池等滞留鼻内,可阻塞鼻腔、损伤鼻黏膜,致鼻塞流涕,甚至鼻黏膜溃烂。纽扣电池还可导致鼻中隔穿孔。

儿童鼻腔异物以非生物类异物及植物类异物多见。如果鼻腔异物长期存在,可能会造成出血,单侧鼻腔流脓涕,鼻塞,呼出气体有臭味等。如果异物呛入气管,则可能危及患儿生命。因此,一旦发现鼻腔异物,或出现单侧鼻腔流脓涕,鼻塞等症状时,应及时去医院的相关科室就诊,以免延误病情。本案例中,波波就是因为将圆形吸铁石玩具塞入鼻腔,导致鼻腔异物发生。

【与鼻腔异物相关的其他风险及预防措施】

 风险一　未能及时发现的鼻腔异物

低龄儿童缺乏自我表述能力,若鼻腔异物未能及时发现,留存时间过长,可能会造成鼻腔黏膜炎症,引发感染,也可造成鼻腔出血、鼻腔黏膜糜烂、鼻中隔穿孔等。部分患儿由于鼻腔异物而产生鼻部不适感,可能会反复抠鼻孔,可能导致鼻腔异物在鼻腔嵌顿或向深部滑行,造成损伤加重。

 预防措施: 对于低龄幼儿,家长应加强看护与日常观察,避免儿童接触小物件,加强照护者指导,及时发现异常情况。对于年长儿童,家长要做好安全教育指导。家长应教育儿童养成良好吃饭习惯,不玩耍、不哭闹,不将食物塞入鼻腔。一旦发生鼻腔异物,儿童又无法自行擤出,家长应送患儿就医,并做好安抚,避免其反复地挖鼻孔、反复揉搓鼻子,避免异物往深部滑行。

风险二　野外露营或居室内昆虫多

家长带儿童去野外露营或游玩时，使用山泉水、河水为儿童洗脸，可能导致水中的动物进入鼻腔，如水蛭等。户外飞虫多，也可能误入儿童鼻腔。居家环境中，蚊、虫、蚁等昆虫，也可在儿童不注意时进入鼻腔。

 预防措施： 在野外露营或游玩期间，家长尽量选择有水源干净的地方居住，或自备充足的水源，避免让儿童直接用山泉水、河水洗脸；居家环境中，做好蚊、虫、蚁等害虫的消杀，避免蚊虫进入鼻腔。

 ## 风险三　不良的挖鼻习惯

挖鼻孔是一种不良习惯，儿童用手指或者棉签挖鼻孔时容易损伤鼻腔黏膜，也可能将手上的细菌和脏东西带到鼻腔内部或者棉签等物品折断在鼻腔内，从而引起异物或感染。其次，鼻腔内的血管非常丰富，挖鼻孔时用力不当，可能导致流鼻血。

预防措施：家长要指导儿童尽快改掉经常挖鼻子的坏习惯，若儿童经常挖鼻孔，家长要询问儿童挖鼻的原因，如鼻塞、鼻涕、鼻痒感，及时治疗儿童鼻腔的原发疾病。

 ## 风险四　鼻腔出血时不正确的止血方式

儿童鼻腔出血时，家长常将卫生纸卷成小细条，塞入鼻腔，以减少鼻腔血液流出，实际上此方法并不是有效止血的最佳方法，而且可能导致卫生纸残存在儿童鼻腔内，甚至更深的位置，形成鼻腔异物。

 预防措施：掌握正确的鼻出血止血方法，即头前倾，取坐位，用拇指和示指持续捏住双侧鼻翼，也可以用拇指或示指持续压迫患侧鼻翼 5~10 分钟止血。此时尽量使儿童安静，避免哭闹（图 3-1）。如果出血量较大，儿童出现面色苍白、出虚汗，心率快，精神差等表现时应采用半卧位，同时尽快送到医院进行治疗。即便出血量不大，但频繁鼻出血或止血困难，也应及时就医。

家长教育儿童不要偏食，多吃蔬菜水果；在夏天气候炎热季节，注意多饮水，不要在太阳暴晒下进行室外活动；冬季室内空气干燥，可使用加湿器；对于经常鼻出血的儿童可在鼻腔内涂石蜡油、金霉素鱼肝油等，这样可使得鼻黏膜湿润；有的儿童常常晚上鼻腔出血，可在睡觉前用棉签蘸上金霉素眼膏在鼻腔内涂上薄薄的一层，这样可以治疗鼻黏膜的干燥，有效地减少鼻出血。

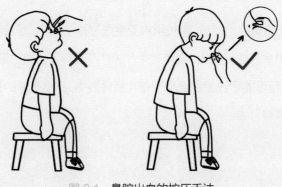

图 3-1　鼻腔出血的按压手法

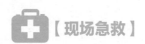【现场急救】

鼻腔异物的现场处理　家长一旦发现异物进入患儿鼻腔，应立即送医院处理。

2 咽喉异物

咽喉位于呼吸道和消化道的交叉点,生理功能包括吞咽、呼吸、发音及防御保护功能等。发生咽喉异物的常见原因是儿童进食时没有仔细咀嚼,导致异物在吞咽时嵌顿在咽喉部;部分儿童有口中含物的不良习惯,因哭闹或嬉笑时,异物易坠入咽喉部;或儿童在神志不清时发生误咽。

 【案例】

平安锁引发的风险

费费是个 5 个月的男孩,长辈们送给费费一个可爱、精致的银质平安锁,全家人都很高兴,就将平安锁挂在费费脖子上。费费对这个平安锁也是特别好奇,一直不哭不闹地玩着。到了中午的时候,所有的亲朋好友都聚在一起吃饭,费费自己在婴儿床上玩耍。就在大家刚吃完饭时，突然听到费费哭了一声，就戛然而止。所有人都围了上来，发现费费已经喘不上气、憋得脸都紫了，费费妈妈看见费费的平安锁少了一块，立即意识到费费把平安锁吞进去了。家长赶紧乘急救车带费费来到医院，急诊室内医生发现患儿已经窒息，经检查发现平安锁紧紧地吸在了患儿下咽部，导致气管食管全部堵死，于是医生立即在局麻下行气管切开和咽部异物取出术。

【案例相关知识】

异物嵌于咽喉部，局部常有明显异物感和持续性固定部位的刺痛，吞咽时疼痛加重，婴幼儿因拒食或不愿吞咽而流涎，口腔内分泌物潴留。咽喉部异物可导致吞咽困难，因异物刺激喉黏膜引起咳嗽。较大尖锐异物存于咽部，可发生血肿或感染，产生不同程度的呼吸困难。异物不完全堵塞喉腔时，剧烈咳嗽后可伴有不同程度的呼吸困难、喉喘鸣、声嘶及喉痛。大的异物如完全堵塞咽喉部可引起窒息。较大异物嵌顿在声门或声门下可在数分钟内引起窒息死亡。本案例中，费费就是因为将硬质、大块平安锁吞入口腔,嵌顿在咽喉部,完全堵住了费费的呼吸道,导致窒息发生。

【 与咽喉异物相关的其他风险及预防措施 】

 风险一　儿童喜口衔物品

儿童喜口衔物品,当哭、笑、跌倒时,异物易坠入咽喉部形成咽喉异物。另外,儿童进食仓促,误咽鱼刺、骨片等均可导致异物进入咽喉腔而导致异物的发生。异物停留在咽喉部可引起患儿剧烈咳嗽、呼吸困难及呕吐等,若异物较小,没有造成喉腔堵塞,表现为声音嘶哑或咽部疼痛等;如果异物较大,则可能导致窒息的发生,危及生命。

 预防措施: 3岁以下儿童应避免吃干果、豆类,坚果,可制成粉状或糊状食物,水果可制成果泥,避免吸食果冻;警惕骨头粥、鱼肉中的骨片、鱼刺;儿童进食时,注意不要逗孩子,避免儿童进食时嬉戏、走动、哭笑;不要让幼儿养成口内含物的习惯。

风险二　婴幼儿特殊时期的习惯行为

　　低龄儿童在用手抓取物品或者食物后会无意识地放入口中。另外，家长怀抱婴幼儿时，家长衣服或者头上的饰物或者纽扣也可能会被婴幼儿抓入手中放入口腔内。

预防措施：儿童独自玩耍时，家长应确保儿童周边没有能够抓取的细小物品或者食品。家长应教育儿童不要把物品塞入口中，看护儿童玩玩具或者进食时应注意，让儿童保持安静，避免哭闹、惊吓等。经常检查儿童的玩具各处连接是否紧密，出现零部件松动时及时拧紧或不再让儿童玩耍。

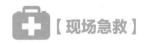

　　怀疑患儿发生咽喉异物后，一定要保持镇静，及时拨打急救电话。注意观察儿童呼吸情况，做好安抚，减少哭闹。切勿在可疑发生异物后进食水，保持空腹状态，便于到达医院后立即进行检查及救治。判断异物是完全梗阻还是非完全梗阻，如为完全梗阻，立刻对儿童施行海姆立克急救法。（详见本章 3 气管和支气管异物）

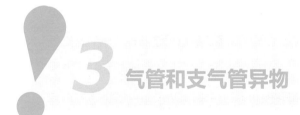

3 气管和支气管异物

气管是呼吸系统的重要组成部分,管状,上接喉部,下部分左右两支连通肺部,若有异物误入气管内,则会造成咳嗽、呼吸困难等症状,严重者会导致窒息。气管支气管异物是儿童常见的急危重症之一,占0~14岁儿童意外伤害的7.9%~18.1%,好发年龄在1~3岁。气管支气管异物虽然危急,但却是可以预防发生的疾病。

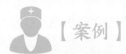 【案例】

"哨鸣"有趣却致命

瑞瑞是一个3岁的男孩,一天,奶奶带他去广场上玩耍,一位阿姨把小哨子给了瑞瑞,瑞瑞拿着哨子边吹边跑跳。突然小瑞瑞跌倒在地,哇哇大哭伴不停咳嗽,几分钟后小瑞瑞虽然不哭了,但还是不停咳嗽,而且咳嗽的声音与往常不同,瑞瑞妈妈听到后,赶紧就带他去医院了。经过检查发现瑞瑞的右支气管内有异物,这个时候奶奶才想起来,瑞瑞跌倒后,之前一直吹的哨子不见了。最终医生通过气管镜取出哨子,瑞瑞也不再异常的咳嗽了。

【案例相关知识】

气管支气管异物是指异物进入、停留或嵌顿于气管或支气管内的状态。异物停留的位置主要取决于异物的大小、形状及性质,大且不规则的异物易停留在气管,小且光滑的异物易滑进支气管。当异物进入气管后,可发生剧烈呛咳、憋气、呕吐、呼吸困难,甚至窒息。异物进入支气管后,咳嗽症状可减轻或无症状。异物在气管内停留时间长,可出现发热、痰多、咳嗽等症状。

本案例中,瑞瑞由于玩耍时嘴里一直含着哨子,随着跌倒将哨子吸入气管,导致了气管支气管异物的发生。

【与气管和支气管异物相关的其他
风险及预防措施】

 风险一 小坚果的大隐患

有些家长喜欢给儿童喂食坚果等硬质食物，3岁以下儿童磨牙未萌出，咀嚼功能不完善，吞咽和咳嗽反射功能不健全，儿童口含食物或物品时打闹或跌倒，由于大笑或大哭，食物或物品就可能被吸入气管、支气管内，形成气管支气管异物。

 预防措施： 小于3岁的儿童应避免吃完整的干果或豆类食物；儿童进食时，应避免儿童嬉戏、走动、哭笑；发生呕吐时，应把头偏向一侧，避免误吸。

 风险二 细小物件的大隐患

口欲期约发生在婴儿出生后的0到18个月，在此期间，婴儿喜好啃咬食物或物品。当玩具上的小零件固定不牢时，会随着儿童的啃咬落入口中。另外纽扣、耳钉、纽扣电池等儿童触手可及的物品，也易被儿童当成食物放入口中，如发生误吸，则导致气管支气管异物的发生。

预防措施：小件物品注意存放位置，不应被低龄儿童触及；检查儿童玩具，确保细小零件妥善固定；避免幼儿养成口内含物的习惯。任何时候怀疑儿童误吸异物时，应及时就诊。误吸异物后，如暂时没有呼吸困难，除了及时就诊，暂不要拍背，避免异物移位加重堵塞。

风险三　不良进食习惯的大隐患

儿童贪玩，很多家长喜欢追着儿童喂饭，儿童一跑一跳就容易造成食物误入气管。还有家长在儿童进食时，喜欢逗笑儿童，也增加了口中食物落入气管、支气管内的风险。

预防措施：应提高家长的防范意识，培养儿童养成良好的进食习惯，营造安静的就餐环境。儿童不想吃东西或哭闹时，不要强行喂食。

【 现场急救 】

儿童吞食异物导致气道梗阻时，家长应首先判断是否为完全梗阻。如儿童出现咳嗽、气喘、声音嘶哑等症状，则可能是不完全性气道梗阻，此时需及时送医就诊；如儿童出现无法发声、面色发绀、呼吸或咳嗽时用双手抓住颈部等无法通气的现象，则表示已发生完全性气道梗阻，家长需立刻对儿童实行海姆立克急救法。

如果是 1 岁以下婴儿且神志清楚，施救者一只手固定住婴儿头部，使其面部朝下，保持头低脚高，用另一只手掌根部连续叩击肩胛之间部位 5 次（彩图 3-2，见文末彩插）。然后，将其翻转成面部朝上，保持头低脚高，立即用中指和示指按压两乳头连线中点处 5 次，然后检查口腔中有无异物，如有则小心取出，如无则继续（彩图 3-3，见文末彩插）。反复交替操作上述两个步骤，直到异物排出或意识丧失。

如果是 1 岁以上的儿童，若意识清醒，可以站立时，可以按下述操作：①首先让儿童站立。②施救者站在其身后；如儿童身高较矮，施救者可跪在其身后。③施救者一条腿在前，插入儿童两腿之间呈弓步，另一条腿在后伸直，双臂环抱儿童腰部，使其上身前倾。④施救者一只手握拳，拳眼放在脐上两横指上方，另一只手包住拳头，并连续、快速、用力向儿童的后上方冲击，直到异物吐出或意识丧失（彩图3-4，见文末彩插）。

如果家长不会正确使用海姆立克急救法，在怀疑患儿误呛异物后，一定要保持镇静，及时拨打急救电话求救，请急救人员在电话中指导现场抢救。异物排出后注意观察患儿呼吸情况，安抚患儿，减少哭闹，同时注意切勿在误呛异物后再进食水，保持空腹状态，避免影响之后的检查及救治。

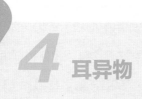

4 耳异物

外耳道为自外耳门向内延伸至鼓膜的管道，是声音传播的通道，是连接中耳与外界的通道，对声音能起到收集、扩大的作用，另一方面外耳道的纤毛组织能分泌油脂、耵聍等，可防止小虫子进入耳内，能起到保护的作用。即便如此，日常生活中，异物还是有可能进入耳道，除了可能引起患儿耳道的疼痛、发闷、局部感染流脓，还可能会影响儿童听力，造成不可逆的损伤。

 【案例】

不安分的"小强"到此一游

15 岁的嘉佳是一名刚升入高一的学生，每天都努力学习到很晚，周六晚上在爷爷奶奶家一直学习到深夜，实在犯困就趴在桌子上沉沉睡去，突然感觉像是有小飞虫趴在脸上，由于嘉佳特别疲困，所以就用手随便往脸上抓了一下，想要赶走小飞虫，然后感觉左耳痒痒的，但她也没太注意，就接着睡觉。第二天睡醒后，嘉佳感觉耳朵一直不舒服，忍了 2 天后，还是感觉耳朵不舒服，便在父母的陪同下到医院耳鼻喉科就诊，医生用电耳镜检查，发现有只不安分的"小强"在嘉佳的左耳道内，为此嘉佳只能住院，最后医生在全麻耳内镜下取出左耳道深部的蟑螂，术后无特殊情况，顺利出院。

【案例相关知识】

外耳道异物是指异物不慎进入外耳道所导致的损伤性疾病。外耳道异物多见于儿童。异物分为：非生物体异物类，常见于儿童将豆类、小珠粒等各种小物件塞入外耳道；生物性异物类，如夏季昆虫可爬入或飞入外耳道内形成异物。一旦异物进入外耳道，可出现外耳道炎、疼痛、出血、耳鸣、听力下降等症状，若深至鼓膜处，可导致鼓膜穿孔，引起严重损伤。本案例中，嘉佳就是因为在夜间睡着后，蟑螂钻入耳内，而导致耳异物发生。

【与耳异物相关的其他风险及预防措施】

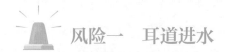

风险一　耳道进水

外耳道的皮肤被水浸泡，耳道内皮肤角质层遭到破坏，因此耳道内皮肤黏膜和人体耵聍形成的屏障被破坏，使得外耳道内的环境变得潮湿、偏碱性，容易引起微生物滋生，诱发外耳道炎。轻度外耳道炎会有轻微的不适与瘙痒，伴轻度的耳道水肿,一般不会堵塞外耳道;中度外耳道炎的瘙痒加剧,有疼痛感,外耳道可因水肿造成部分堵塞;重度外耳道炎则带来剧烈的疼痛感,水肿完全堵塞耳道,影响患儿听力,常常有耳周发红、淋巴结肿大的情况。

 预防措施: 儿童洗头、洗澡、游泳时,避免水进入耳道,可戴耳罩或用头罩罩住耳朵,游泳时可使用耳塞。及时清理耳道内的水分,可使用棉签轻轻插入耳中,将水分吸干。对于已经有中耳炎、鼓膜穿孔等耳部疾病儿童,不建议游泳。

 风险二　硬质或尖锐物品进入耳道

耳道内部结构比较复杂且脆弱,尤其是鼓膜易受损伤,如硬质或尖锐物品进入耳道,可导致外耳道出现红肿、溃烂、出血,若异物达鼓膜处,可导致鼓膜损伤,鼓膜损伤不仅导致儿童出现疼痛、流脓、听力下降,若不及时治疗可导致永久性损伤。

预防措施: 做好相关安全教育,特别是当儿童玩小珠类玩具或者周围能接触到的小物件,要加强儿童的照护和教育,嘱咐儿童不可将异物放入耳道,以免发生危险。

风险三　生活环境中的昆虫多

野外环境下,爬虫、飞虫较多,在儿童不注意的情况下,昆虫进入耳道,导致耳异物发生。居家环境中,蚊、蚂蚁等昆虫,也可在儿童不注意时进入耳道,导致患儿耳道有虫爬感、疼痛等不适情况。

预防措施: 在野外露营或游玩期间,家长应陪伴儿童,加强看护,注意驱虫,避免昆虫进入患儿耳道。居家环境中,做好昆虫的消杀,避免进入耳道。若儿童主诉耳道内有虫爬感或异物感,及时带儿童去医院就诊。

风险四　使用棉签掏"耳屎"

外耳道软骨部皮肤具有盯聍腺,其淡黄色黏稠的分泌物称盯聍,俗称"耳屎"。盯聍对人耳具有一定的保护作用,如避免细菌或霉菌感染,对外耳道皮肤具有防水保湿功能。绝大多数情况下,无需刻意清理盯聍,盯聍能够自行排出。反复过度掏耳朵可能会造成外耳道疼痛、瘙痒甚至损伤外耳道皮肤,引起发炎。自行掏耳可能损伤耳道皮肤及鼓膜,棉签上的棉花也有掉落耳内或棉签折断落入耳内的风险。

预防措施: 无论是家长还是孩子,都不要擅自掏挖耳朵或帮助别人掏挖,若耳道明显不适,家长可带患儿至医院就诊,遵从医生建议进行治疗。若耳道内有大量"耳屎"并影响听力时,最好前往医院进行处理。

风险五　用力擤 / 吸鼻涕

家长应重视儿童有无鼻窦炎、鼻炎、咽炎等疾病情况,罹患此类疾病的儿童常会因鼻子不通气或鼻腔异物感,而用力吸或擤鼻涕的动作,导致部分鼻涕可能会被挤入咽鼓管,引发分泌性中耳炎或胆脂瘤型化脓性中耳炎。

预防措施: 重视相关疾病的治疗,如出现流涕、鼻塞等情况,不可用力擤 / 吸鼻涕,可使用生理盐水进行鼻腔冲洗或遵医嘱应用药物治疗,减轻鼻塞、流涕情况。

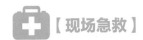

【现场急救】

1. 耳道进飞虫的现场处理　马上用双手捂住耳朵并张大口,可防止鼓膜被震伤,然后到暗处,用灯光或手电筒光等照有虫子的耳道,小虫有趋光的习性,见光后会自行飞出来;或用食用油(或甘油)滴 3 ~ 5 滴入耳,过 2 ~ 3 分钟,把头偏向进虫侧,小虫会随油淌出。若明显感觉小虫子往耳道深部走,要立即去医院就诊。

2. 耳道进水的现场处理　若不慎有水进入一侧耳道,可让儿童头偏向进水一侧,用手将耳朵往下拉,然后用进水侧脚在地上跳数下,倾倒耳道内多余的水分;也可用棉签轻轻插入耳中,将水分吸干,但不可插入过深。

3. 耳部外伤的现场处理　如果因耳道内进入异物,在取出过程中出现了耳道皮肤损伤、耳道出血等情况,即使异物已经取出,也应该到医院检查耳部情况。在未明确耳道内损伤情况时,应避免耳内进水、耳道内滴药,避免耳道填塞。

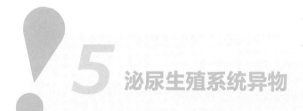

5 泌尿生殖系统异物

泌尿生殖系统是人体的重要系统,也是隐私的部位。调查发现近年来泌尿生殖系统异物的发生率呈上升趋势,好发于学龄前期 3~6 岁和青春期的少年。

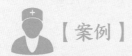

【案例】

膀胱里的磁力珠

　　小童是一个 15 岁的大男孩,不过最近他遇到一点小麻烦。他发现自己排尿时越来越疼,而且出现排尿费力,他不敢告诉爸爸妈妈。人也越来越沉默,但是家里人并没有发现他的异常,只是认为孩子学习辛苦、压力大。直到有一天,小童发现自己尿血了,他害怕了,赶紧告诉了爸爸他的情况,爸爸大惊失色,赶紧带着小童来到医院,经过医生反复询问,小童说出实情,一周前,他把一个磁力珠塞进尿道口里,然后小珠子一下子就进去了,他当时很慌张,就想着,再用一个珠子,把那个吸出来,结果第二个小珠子也进去了。但是他羞于开口没有即时告诉爸爸妈妈,怕被爸爸妈妈责备,结果竟酿成大祸。经过一系列检查,医生判定为膀胱异物,最后通过手术取出了异物,小童康复出院。

【案例相关知识】

泌尿系统由肾脏、输尿管、膀胱和尿道组成。由肾脏产生的尿液经输尿管流入膀胱暂时贮存，当尿液达到一定量后，经尿道排出体外。因此泌尿系统可以产生尿液、贮存尿液、排出尿液。男性尿道长而细，具有2个生理弯曲及3个尿道狭窄处，异物常发生在尿道、膀胱，常根据部位和性质不同而表现各异。尿道异物常表现为局部疼痛、血尿、尿道结石、排尿障碍以及尿潴留，长期可并发尿道周围感染。膀胱异物最常见的症状为尿频、尿痛、血尿或脓尿。如异物长时间存留可继发膀胱结石，出现排尿困难。异物一旦进入尿道容易嵌顿，难以自行排出。正如案例中的男孩，磁力珠进入尿道后，阻塞了尿道并进入膀胱内，最后出现尿急、尿痛、排尿困难等症状。

【与泌尿生殖系统异物相关的其他风险及预防措施】

 风险一　泌尿系统感染的风险

尿道异物有可能会致尿道损伤，并可继发感染，严重时可导致脓毒症、周围脓肿、尿瘘或尿道狭窄等并发症的发生。

预防措施： 尽早明确诊断,如果怀疑儿童泌尿生殖系统异物需及时到正规医院就诊,大多数异物通过超声能发现,临床确诊或高度怀疑泌尿生殖系统异物的患儿,均应在完善术前准备后手术治疗。

风险二 家长的传统观念"谈性色变"

随着儿童不断成长,性意识的萌芽,儿童开始探索自己的身体。我们的传统教育观念里往往回避对儿童正确的性教育及沟通,含糊的回答往往增加了儿童对于世界认知的难度和风险。

预防措施： 对于青春期的儿童,父母要帮助儿童认识自己的身体结构。加强儿童的心理卫生教育和正确的性教育沟通,有利于儿童的成长和自我保护,可预防泌尿生殖道异物发生。关注青春期儿童心理健康,要时刻关注一些"小动作"。鼓励儿童积极参加体育运动,树立正确的人生观。

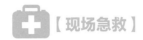

【现场急救】

1. 一旦怀疑发生泌尿生殖系统异物，应及时就医。

2. **尿道锐器异物损伤的处理**　如锐器异物造成阴茎开放性伤口，应检查伤口，如大量出血，尽快进行止血，紧急情况下可用干净的手帕或衣服压住伤口。若锐器异物刺入阴茎，不可自行拔出，迅速送往就近医院就诊。

3. **尿道损伤合并骨盆骨折的处理**　因为尿道离耻骨联合耻骨支很近，一旦发生骨盆骨折，常合并尿道损伤和膀胱损伤。协助患者取平卧位，严禁翻身，避免骨折移位引起组织损伤。搬动时，脊椎骨盆要用支具固定，可使用硬板等工具，及时转送就近医院就诊。

6 消化道异物

儿童时期好奇尚异,难免会对一些新鲜的小东西产生喜爱。在懵懂的年纪对周围的任何东西都充满探索的需求。食物的味道酸甜苦辣咸,可以刺激味蕾,还可以让儿童产生好奇心。但是他们对"食物"的认知却是让我们意想不到的……1~3岁是消化道异物高发年龄,发生率可超过60%。

 【案例】

含在口中的订书钉

彤彤是一名初中生,因做作业时觉得无聊,遂将一整排订书钉含在嘴里,后因无意识的吞咽动作将订书钉咽下,因出现吞咽疼痛,来院就诊。医生经过专科检查发现订书钉嵌顿在食管内,经食管镜下异物取出术,术中见订书钉散开为几部分,且一部分已掉入胃内，将食管内的订书钉取出后，患儿留院观察，在术后第3天，剩余的订书钉才随着患儿的大便排出。

【案例相关知识】

食管位于脊柱和气管之间，为一内衬黏膜的肌性管道，有4个生理狭窄，其中第1狭窄为食管入口，是食管最狭窄处，也是异物最易停留的部位。异物卡在食管后可出现吞咽困难、吞咽疼痛、呼吸道受压症状，如果异物导致食道穿孔，还可导致局部感染、脓肿形成、颈部活动受限等表现。异物未完全堵塞食道儿童时，仍可少量进食，异物较大可完全堵塞食管，造成吞咽困难甚至呼吸困难，异物较尖锐时可造成气管食管瘘或食道穿孔，导致局部出血、严重感染等严重并发症。

儿童食管异物是常见急症之一。进食匆忙时食物未经仔细咀嚼而咽下可引发食管异物的发生；部分儿童有口中含物的不良习惯，在注意力不集中时误将口中物品咽下导致食管异物的发生。异物种类以硬币、鱼刺、肉骨、枣核、细小玩具、纽扣电池等较为常见。食管异物穿破或腐蚀食管黏膜可发生食管周围脓肿、纵隔脓肿、脓胸，继而出现胸痛，高热等表现。异物直接损伤或感染侵蚀血管则可有呕血、黑便、便血等，尖锐异物嵌顿在食管第二狭窄处可导致主动脉弓大出血。

本案例中，彤彤就是有口中含物的不良习惯，在注意力不集中时误将口中物品咽下导致食管异物的发生，订书钉嵌顿在食管内，导致食管损伤，使得其吞咽食物时感到疼痛。

【 与消化道异物相关的其他风险及预防措施 】

 风险一　家中纽扣电池，未妥善放置

很多家庭中给儿童买的电子玩具上安装有纽扣电池。当儿童不慎将纽扣电池放入口中咽下时，可能导致严重损伤。纽扣电池具有强腐蚀性、强碱性等特点，一旦进入食管，可造成食管化学腐蚀伤，轻者会造成食管黏膜糜烂，重者会导致食道瘢痕狭窄、或严重感染、大出血等，而危及生命。

 预防措施：儿童应在家长严密监护下玩耍此类玩具，并经常检查电池盖的松紧度，确保儿童不能触及到纽扣电池。一旦发现纽扣电池丢失，应尽快寻踪，排除是否被儿童误食。

风险二　家长喂低龄儿童带核、带骨头的食物

低龄儿童进食时不能仔细咀嚼，经常直接吞咽食物，因此在家长给予带核、带骨头的食物时，易导致食管异物的发生。此类异物多为尖锐不规则的形状，可导致患儿出现吞咽疼痛或消化道出血，严重者可危及患儿生命。

 预防措施： 家长在儿童认知能力不足时，进食的食物应去核、去骨；低龄儿童应将食物分成小块后缓慢进食。如果儿童出现不明原因的吞咽困难或吞咽疼痛时，家长应安抚患儿，并尽快就医。

 风险三　进食速度过快，咀嚼不充分

有些儿童吃饭习惯性狼吞虎咽，咀嚼次数少，甚至不咀嚼，直接吞咽，从而使食物嵌顿在食管；另一方面，因为咀嚼不足，咽下了含有骨头、鱼刺、果核等食物，从而导致食管异物发生。

预防措施： 家长要教育儿童养成良好的饮食习惯，鼓励细嚼慢咽，不可狼吞虎咽，专心进食，不要边玩耍边进食。在进食过程中，叮嘱儿童及时吐核、吐骨、吐刺，避免异物发生。

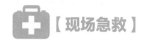

【现场急救】

1. 家长尽可能保持镇定，怀疑食道内异物存在时，避免强行吞咽馒头等食物试图让患儿将异物咽下。

2. 家长要及时安抚患儿，避免患儿哭闹，观察低年龄儿童有无流涎增加，口含唾液不敢咽下等症状，及时到医院就诊。

3. 送诊过程中尽量避免进食，饮水，以免延误检查。

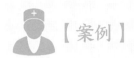

磁力珠引发的肠穿孔

　　3岁的毛毛被五颜六色的磁力珠所吸引,吵闹着非要妈妈买。店员介绍,磁力珠不仅可以锻炼动手能力,还可以拓展思维能力,是个益智的好玩具,于是妈妈就给毛毛买了这个玩具。回家后毛毛看着色彩鲜艳的小珠子玩得很开心,玩着玩着,竟不知不觉将磁力珠放进了嘴里,一颗红色的、一颗绿色的、一颗金色的……就这样毛毛不知道吃了多少颗,摸摸肚子,摇摇头,继续玩着手上的磁力珠。两天后毛毛突然说肚子痛,还一直呕吐,奶奶看着哭闹不止的毛毛很着急,想到这两天毛毛吃得不好,也没排过大便,是不是吃坏了肚子! 奶奶看着宝贝孙女这样很心疼,一边揉着毛毛的肚子,一边将哭闹不止的毛毛送去了医院。经医生查体发现患儿精神反应弱,腹胀明显,B超显示:消化道异物。必须行急诊手术。经过两个小时的手术,医生取出7颗磁力珠,术中发现肠道内有3处穿孔,并进行了肠修补,手术很成功。经过治疗,3周后毛毛顺利出院。

【案例相关知识】

消化道异物是指在消化道内不能被消化且未及时排出而滞留的各种物体,是临床常见急症之一,占急诊内镜诊疗的4%。若处理不及时,可能造成严重并发症,甚至导致死亡。80%～85%的消化道异物发生于儿童,以鱼刺、硬币、纽扣电池、磁铁和玩具居多,6月龄至6岁为高发年龄段。本例患儿的磁力珠进入肠道后,随着肠蠕动会在不同肠管内停留,磁力珠相互吸引,压迫肠壁,造成部分肠管血运不畅,最后形成肠穿孔。

【与肠道异物相关的其他
风险及预防措施】

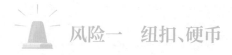 风险一　纽扣、硬币

硬币和纽扣都是生活中经常使用的东西,由于儿童认知能力不足,会存在误吞误食的现象发生。

预防措施：尽量将硬币和零散纽扣等物品放置到儿童拿不到的地方，衣服纽扣要钉结实，多叮嘱儿童，不能将其放在口中，以免造成误服。婴幼儿衣服尽量选择无纽扣的款式。

 ## 风险二　尖锐物品

在这个信息飞速发展的时代，儿童会在某些地方看到奇幻类的影片或者魔术。出于好奇，不少儿童还会进行模仿，导致近年来经常能在急诊遇到儿童吞食尖锐物品的病例。这些东西一旦进入儿童的消化道，可能会损伤消化道黏膜，甚至穿出消化道进入身体其他部位。

 预防措施：监护人一定要起到监护看管的责任，要对儿童周围的环境是否存在危险有一定的判断能力，告知儿童不要将尖锐物品放入口中，加强安全意识的培养。

风险三　泡大珠

　　泡大珠是由发泡性材料制成,很受儿童喜爱,因为带有芳香的气味,不少孩子会误服。遇水后,泡大珠会迅速膨胀,随着泡大珠的体积逐渐变大,可能发生消化道梗阻,甚至肠坏死。

　　预防措施: 加大宣传力度,使更多的家长知道其危害性。谨慎给儿童购买此类玩具,如果已经购买,一定要在家长的看管下进行玩耍。

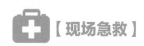

【现场急救】

1. 吞食异物的现场处理　儿童吞食硬币或单个异物时,可先查看吞食物的大小,一般直径 <2.5cm 时可以通过肠道排出。观察大便,查看异物的排出情况。如 24 小时内未排出应及时就医。如果儿童吞食的是纽扣电池等,应该及时就医。如儿童出现腹部胀痛、胃部胀气、打嗝和反酸、呕吐、乏力等表现也应该尽快就医。

2. 消化道出血急救 当出现急性消化道出血时,立刻拨打急救电话。同时安抚儿童,将儿童侧卧或头偏向一侧,并抬高头部,以防剧烈呕吐时呕吐物吸入气管引起窒息,少搬动儿童,更不能让其走动。同时注意保暖;禁食水,尽快就医。如果有条件,可以保留呕吐物或粪便,粗略估计其总量,并留取部分标本待就医时化验。

第四章

烧 烫 伤

烧烫伤是儿童常见的非故意伤害之一，多发生在幼儿期和学龄前期，特别是 1~4 岁儿童。低龄儿童对于致热源的危险性认知不足、好奇心重、动作不协调或者家人看护不当等是造成烧烫伤的重要原因。烧烫伤后，儿童比成人更易发生休克和感染。

1 热水烫伤

全球儿童安全网络（中国）的调研数据显示，超过 40% 的儿童非故意伤害发生在家中。烫伤在 1~4 岁儿童非故意伤害致死中位于第三位。因此，正确的救治很重要，尤其是发生在家庭内的烫伤，做好现场处理是关键。

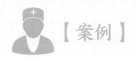

热 水 烫 伤

　　1岁半的欣欣和奶奶在家里客厅玩,门铃响了奶奶起身去开门,欣欣自己伸手去抓餐桌上的玩具,碰倒了桌子上的水壶,水壶里的水是刚烧开的,滚烫的开水撒在手上,欣欣没有站稳又一屁股坐在热水上。结果欣欣的手臂和臀部都被烫伤,剧烈的疼痛让他大哭不止。奶奶吓呆了,连忙把欣欣的衣服脱下来,用牙膏涂抹烫伤处。2小时后欣欣妈妈回家,这才抱着欣欣送往医院急诊。急诊查体:患儿神志清,烦躁哭闹明显,精神状态欠佳,3小时无尿,右上肢及臀部烫伤部位暴露,可见牙膏附着物及大小水疱,部分创面基底红白相间,渗出多,触痛阳性。急诊医生对欣欣进行了紧急处理,给予创面清创包扎、静脉补液、破伤风免疫球蛋白肌注预防破伤风,以"右上肢、臀部12%深浅Ⅱ°烫伤"收入院。经抗感染、补液抗休克、清创治疗,住院第3天行清创术,术后第10天欣欣出院,继续门诊换药治疗。

【 案例相关知识 】

烫伤是由无火焰的高温液体（沸水、热油、钢水）、高温固体（烧热的金属等）或高温蒸气等所致的组织损伤，是热力烧伤的一种。Ⅰ°烫伤局部红肿、疼痛、皮温稍高，无皮肤破损，3~5天愈合。短期内局部皮肤颜色较深，不留瘢痕。浅Ⅱ°烫伤出现大小不一的水疱，去除水疱皮后创面潮红、疼痛明显，创面皮肤温度较高，约2周左右愈合。短期内可能有局部皮肤颜色改变，不留瘢痕。深Ⅱ°烫伤出现小水疱，去除水疱皮后创面红白相间，感觉麻木、皮肤温度略低，如无感染，3~4周愈合，常留有瘢痕。Ⅲ°烫伤痂皮焦黄、蜡白、质地较硬，创面苍白、干燥、发凉，痛觉消失。Ⅳ°烫伤组织焦黑（炭化），无血运。烫伤后早期处理对病情的控制及治疗的后果有直接的影响，如不能及时正确地处理，往往会加重病情，甚至造成瘢痕增生、功能障碍、毁容等严重后果。

本案例中，欣欣是由于开水导致的烫伤，在烫伤后，出现了大小水疱，部分创面基底红白相间，奶奶发现后直接为孩子扯下衣物，又造成了烫伤表皮脱落，形成二次伤害。在烫伤处涂抹牙膏，给治疗过程增加了处理难度，加大了儿童烫伤后的感染风险。

【 与烫伤相关的其他风险及预防措施 】

 风险一　高温液体、固体或气体放置不当

　　家中暖水瓶、饮水器、热油锅、电磁炉等放置位置不当，或家长警惕性不高，儿童玩闹时就有可能碰倒暖水瓶、掉入热锅中或坐到电磁炉上。冬天取暖时由于热水袋质量问题出现漏水、爆炸，都会导致儿童不同程度、不同部位烫伤。

 预防措施： 日常生活中盛放热水的容器，如暖瓶、电热水壶、饮水机、热锅等尽可能远离儿童视线。对于热水袋、暖手宝等取暖设备一定要购买正规、质量过关的产品，且在使用前检查完整性，以避免漏水或爆炸。给儿童使用暖水袋时要用布包裹表面，不宜温度过高，避免烫伤。此外，在给儿童洗澡时，要先放冷水，再加热水调温，且温度不要超过 40℃。总而言之，预防烫伤是重点，只有消除隐患才能更好地使儿童远离烫伤的危害。

风险二　烫伤后脱水

　　烫伤后家长在将儿童送往医院的时候,常常把创面处包裹得很厚,甚至还有家长直接把患儿包裹在棉被里,增加创面的摩擦刺激,导致创面渗出增多。另外,疼痛导致患儿哭闹,影响食欲,未及时进食水补充消耗,进一步增加脱水的风险。

　　预防措施: 烫伤之后患儿可以多喝一些温开水,观察患儿的尿量。注意对创面的保护,减少摩擦,保护水疱的完整。为了使脱水症状尽快减轻,最好马上到医院给予补充,否则还可能会引起发热以及昏迷。

 风险三　烫伤后创面感染

　　儿童烧烫伤后,很多人在伤口上涂抹牙膏、酱油、紫药水、獾油,草木灰,殊不知这些对伤口不但无利,反而可能有害。在烧烫伤创面涂有颜色的药物会影响医生对烧烫伤程度的判断,而且可能造成创面感染,加重创面损伤。

预防措施：处理烫伤最好的方法是将伤处用冷水冲洗，如直接放在水龙头下，用自来水冲洗 10～30 分钟，或将患处浸在冷水里，让热气冷却，减轻痛楚，降低伤害的程度。如果烫伤的面积过大或程度较深，必须立刻送医。

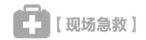 【现场急救】

烫伤后需要紧急处理，可以遵循以下 5 个步骤，简称烫伤急救处理"5 字诀"。

一是冲 将烧烫伤的部位用清洁的流动冷水轻轻冲洗 10～30 分钟左右。用冷水冲洗可以迅速带走烧烫伤部位的热量，减轻对皮肤深部组织的伤害。如果烧伤处持续疼痛，可延长冲洗时间。冲洗烧烫伤部位时可用自来水。没有自来水的情况下，也可暂时用井水、河水等洁净水冲洗。冲洗时水流不能太急，注意患儿的保暖。

二是脱 小心除去烧烫伤部位的外层衣物。内层衣物可以在冷水中用剪刀剪开，不要强行剥去紧贴伤口的衣物，对于脱不掉的衣物就不要脱，以免弄破表皮。表皮在烧伤早期有保护创面的作用。

三是泡　冲淋创面后,疼痛明显者可将烧烫伤部位放在冷水中持续浸泡 10~30 分钟。注意浸泡时间和水温,避免患儿体温过低。

四是盖　使用干净的或无菌的纱布或棉质的布料,例如清洁被单、衣服等对伤口进行覆盖。不要弄破水疱、去除水疱皮,以保护创面。这样可以减少外界的污染和刺激,有助于保持创口的清洁和减轻疼痛。

五是送　及时拨打急救电话或尽快就医,不能自行处理,注意要将患儿送到有救治能力的医院,以免耽搁救治时间(图 4-1)。

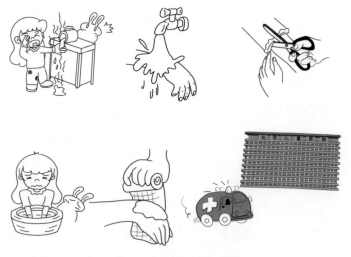

图 4-1　烫伤急救五字诀

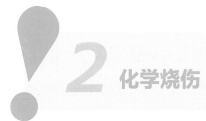

2 化学烧伤

日常生活中,有很多常见的日用化学品带给我们便利的同时,也存在着极大的安全隐患,儿童如果不小心接触到了,可能会引发非常严重的化学烧伤,下面我们就一起来了解一下什么是化学烧伤。

【案例】

管道疏通剂导致的烧伤

妈妈正在卫生间给乐乐洗澡,发现下水道堵了,她倒了半瓶管道疏通剂进下水道,将剩下的半瓶顺手放在旁边,然后转身就去清理积水了。还没干完活,妈妈忽然听见身后传来一阵凄厉的哭声,转身一看,乐乐竟然把管道疏通剂撒在了手臂上。妈妈抱起乐乐就往儿童医院赶。到了儿童医院急诊科,医生检查伤口看见乐乐的手臂红了一大片,还起了几个水疱,有一个水疱被蹭破了皮,皮下红通通的,乐乐哭得声嘶力竭。经过医护人员的清创包扎治疗,又经过两周的门诊换药,乐乐的化学烧伤才痊愈,由于烧伤程度较浅,没有留下瘢痕。

【案例相关知识】

化学烧伤是由于皮肤、黏膜接触到某些化学物质后出现变性、坏死等病理损害,有些化学物质还可经皮肤黏膜、呼吸道、消化道吸收引起全身性中毒症状。化学烧伤的损害程度除了与化学物质的性质有关外,还取决于剂量、浓度、物理状态(固态、液态及气态)、接触时间和接触面积,以及急救措施等有着密切的关系。

发生化学烧伤后,局部可出现灼痛、糜烂、溃疡、坏死,强酸与组织接触后,伤口表面会迅速结痂,可以阻止酸性物质进一步向组织深层渗透,因此烧伤的创面干燥,边界分明,呈暗褐色,一般不会起水疱;强碱会导致组织溶解,并进一步损害深部组织,因此,强碱的破坏力比强酸严重,烧伤可出现充血、水肿、起水疱,可形成白色痂皮,皮肤烧伤可达Ⅱ°以上。

目前市面上常见的管道疏通剂，其主要成分大多为强酸或强碱。乐乐就是因为误将含有强碱成分的管道疏通剂洒在皮肤上导致了化学烧伤，皮肤出现了充血、起水疱、基底潮红，烧伤程度达到浅Ⅱ°。

【 与化学烧伤相关的其他风险及预防措施 】

 风险一　漂亮的日化品包装

目前市面上常见一些日化用品在色、香、味、外包装上容易与食品饮料混淆，增加了儿童伤害的风险。如部分日化用品中含有的化学物质具有较强的腐蚀性，误服后可能灼伤消化道，导致剧烈烧灼痛、消化道出血及穿孔，远期可能引起食管狭窄、进食困难，严重影响儿童的生活质量。化学物质进入眼内可引起眼烧伤，甚至导致失明。化学物质吸收入血，可导致电解质紊乱、肝肾功能受损、昏迷甚至死亡。

 预防措施：家长应加强儿童安全教育，提高儿童的防范意识。选购日用化学品时，不要选择容易与食品饮料混淆的款式，尽量选择有儿童防开启瓶盖的产品。购买后认真阅读商品的注意事项,将含有危险化学物质的日用化学品放到高处或儿童接触不到的地方。建议统一存放,最好上锁保管。

风险二　原瓶非原液的危害

日常生活中,我们常常会为了节省空间,将一些消毒剂、化妆品、洗涤剂等分装在小瓶子中收纳。饮料瓶是最常使用的收纳容器之一,天生好动的儿童看到熟悉的饮料瓶,会误认为是可口的饮料,误食后可能导致严重的消化道烧伤甚至全身中毒。

预防措施: 不要将这些日用化学品放在食用或饮用的器具里,应与食物、药物等分开存放,放在儿童接触不到的高处。物品存放好后,蹲下身体以儿童的高度检查存放是否安全。分装的瓶子建议使用儿童防开启瓶盖。要将分装情况告知家中所有成员,以免其他人在不知情的情况下将分装物品当作零食、饮料喂给儿童。

风险三　刺激性气体或烟雾

一些有毒有害的物质，以气体、蒸汽、粉尘、烟雾、烟尘或细小微滴形式存在，如紫外线照射产生的臭氧、84 消毒液与洁厕灵混合后产生的氯气等，被吸入呼吸道后，会对呼吸道和肺实质产生一系列的损伤。

预防措施： 使用有危险的化学物品时，建议将房门关闭，防止儿童进入，直到有害化学物质均已清除。室内需保持通风，可采取开窗、开排风扇等多种方法，不要在密闭空间使用挥发性的有害化学物质。家长要掌握正确的使用方法，做好必要的防护措施。日用化学品不要混合使用，以免发生化学反应产生有毒有害化学物质。将含有危险化学物质的日用化学品妥善保存在儿童不能接触到的地方。

风险四　日用品接触敏感部位

一些日常用品，如风油精、脚气水、亮甲水、清洁剂、洁厕剂、强力胶等含有刺激性的化学物质，如果接触敏感部位，可能会造成损伤。例如化学物质接触眼部,可能导致眼烧伤,具体表现为眼部剧烈疼痛、结膜充血水肿、角膜溃疡穿孔等,甚至失明。

预防措施: 加强儿童正确用眼卫生的健康宣教,不要用手揉眼睛。家长需仔细阅读产品说明书,将有安全隐患的物品放到儿童接触不到的高处,必要时上锁存放。如不慎将化学物品沾染到皮肤或衣物上,需立即清洗皮肤并更换衣物。

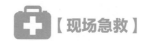

【现场急救】

1. 皮肤烧伤的现场处理 救助化学烧伤的儿童时,救助者首先要做好个人防护,不要用手直接扑打化学物质,建议戴手套,避免救助患儿时被污染。迅速去除沾染化学物质的所有衣物(必要时剪开衣物以防撕脱皮肤),如果衣物已粘连在皮肤上,则不要用力撕扯,避免加重损伤(图 4-2a)。可以使用干毛巾或软毛刷将干性化学物质刷除,再用大量流动水彻底冲洗干净(至少 20 分钟)。冲洗后,要用清洁衣物或布单、毛巾等包裹伤口,不要包裹太紧,以免影响血液循环。如果有水疱形成,不要弄破,请医务人员处理。不要随意给伤口涂抹药物或生活用品,如甲紫、牙膏、酱油等,可能妨碍医务人员对伤情的判断,甚至增加伤口感染的风险(图 4-2b)。

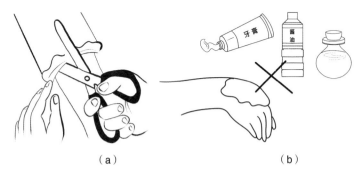

（a）　　　　　　　　　　　　　（b）

图 4-2　化学灼伤处理方法

2. 消化道烧伤的现场处理　消化道烧伤后,不建议催吐,以免加重食道和胃壁的损伤,引起胃穿孔。如果可以,清理残留在口鼻内的化学物质,注意保持呼吸道通畅,避免发生误吸。可留取呕吐物标本,为医生进一步诊疗提供依据。

3. 呼吸道烧伤的现场处理　应迅速带患儿童离开污染空间到空气流通的场所,如现场有大量烟雾,需用防护面具或湿布捂口鼻匍匐在地板上逃离,将患儿转移至没有烟雾的上风处。为患儿松解衣领,及时清理口鼻分泌物,保持呼吸道通畅。

4. 眼睛烧伤的现场处理　发生眼睛烧伤后，立即用大量清水冲洗，冲洗时需睁眼，或者用手把上、下眼睑拉开，至少冲洗15分钟，彻底清洗结膜囊中的化学物质。需注意的是，如遇头面部化学烧伤，一定要警惕发生眼烧伤的风险，并首先给予冲洗。

5. 尽快送医院治疗　化学烧伤可能同时伴有呼吸道、消化道、眼睛等脏器损伤或全身中毒，因此只要发生了化学烧伤，不论种类和严重程度，都需要在完成现场急救后，尽快送患儿到有救治能力的医疗机构，由专业医生判断病情并完善诊疗。

第五章

交通工具伤

道路交通伤害是指车辆在道路上因过错或者意外造成人身伤亡或者财产损失的事件。儿童身心发育不成熟、自我保护意识和能力均较弱,更易发生道路交通伤害。据统计,世界上每年因道路交通事故约造成 50 万人死亡,1 000 万人受伤,其中儿童可占到 50% 以上。WHO 报告显示,全球每天约有 500 名儿童死于道路交通事故。在中国,道路交通伤害是 1~14 岁未成年人的第二大死因,已成为亟待解决的公共卫生问题,应引起个人、家庭和社会的共同关注。

1 轿车

随着经济的高速发展,人民生活水平的提高,我国机动车保有量逐年增加,驾驶私家车接送儿童上下学、外出旅游越来越普遍,日常出行更加便利,但"危险"也随即而来……

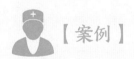

车窗引发的危险

　　4 岁的硕硕开开心心地坐着爸爸的新车出行，一路上还给爸爸唱着儿歌。开车路过银行，爸爸突然想起身上带的现金不多，正好顺便取一点，想着就是取点钱，时间不长，就和硕硕商量，让他在车里等着，硕硕愉快地答应了。爸爸把车停好，就一路小跑离开了。爸爸刚离开几分钟，活泼好动的硕硕就把头和右胳膊探到窗外，东张西望起来。这时，不知道是碰到了车内的哪个机关（车玻璃升降按钮），车玻璃突然升起来了，硕硕使劲挣扎着，可是玻璃却还在持续上升。不到 10 分钟爸爸返回了，看见硕硕的颈部被车玻璃卡得死死的，已经因窒息丧失了意识，呼吸停止，面色苍白，口唇发紫，爸爸惊慌失措中立即放下车窗，给硕硕做人工呼吸。1 分钟后硕硕恢复自主呼吸，青紫逐渐缓解，随即送到急诊科就诊，医生给硕硕进行了全面查体：呈轻度昏迷状，偶有呻吟，对疼痛刺激有反应，不能正确应答，面部及颈部有散在大量出血点，颈部及右侧腋下、肩部可见淤紫，双侧瞳孔等大，对光反射迟钝，以"窒息、意识障碍"

收入 ICU 进一步治疗,经过几天的抢救治疗与后续的高压氧治疗,硕硕终于恢复了健康。

【 案例相关知识 】

窒息指因人体的正常呼吸过程受阻或发生异常,导致组织缺氧、二氧化碳潴留等情况,可引起细胞代谢障碍、功能紊乱和结构损伤。通常表现为呼吸困难、皮肤黏膜发绀、心跳加快等。患者可因严重缺氧发生意识障碍,出现昏迷。

为什么硕硕被车玻璃卡在颈部不到 10 分钟就会出现窒息的症状? 主要是因为玻璃扼住颈部,气道呼吸受阻,随着车玻璃持续上升,气道受阻程度逐渐加重,直至气道完全闭塞,缺氧及二氧化碳潴留越来越重,进一步发生了呼吸循环衰竭。

【 与轿车相关的其他风险及预防措施 】

风险一　把儿童遗忘在汽车里

夏天汽车受到阳光照射,车内温度迅速上升,儿童体温调节中枢发育不完善,在环境高温的情况下儿童体温上升速度比成人快 3~5 倍。儿童被锁在高温密闭的车内 15 分钟,大脑和肾脏就可能受损,超过 30 分钟,可能造成中暑、休克、甚至死亡。

 预防措施: 带儿童乘车时一定要注意,无论时间长短,都不要把儿童独自留在车内。

 ## 风险二 儿童不使用安全座椅

很多家长在儿童一两岁时使用安全座椅,但是到了三四岁,有的家长觉得儿童坐在安全座椅上不舒服且限制活动,且儿童也不愿意坐安全座椅。于是便抱着儿童乘车,或者让其坐在副驾驶座位上。然而一旦发生碰撞时,儿童可能因为没有恰当的安全防护措施,体型小,又受到较大冲击力,而冲到前排座椅或玻璃上,甚至窗外,造成颅内出血、死亡,亦或是被弹出的安全气囊击伤,造成严重伤害。

预防措施： 正确安装并使用儿童乘车安全约束系统。1 岁以下的婴幼儿应使用反向安装的儿童安全座椅，使整个身体尤其是颈部能够得到充分支撑或固定。1~4 岁时，可换成正向式儿童座椅。4~12 岁的儿童可使用安全增高座垫。在乘车过程中家长一定不要怀抱儿童，也不要让 140cm 以下儿童坐在副驾驶座位上。

风险三　行驶过程中未锁上安全锁

由于儿童天性活泼好动，且好奇心强，在乘坐私家车的过程中，可能会按动或扳动车上的各种装置，如果汽车门上的安全锁没有及时锁上，儿童可能无意识地打开车门而摔出车外造成伤害。

预防措施： 家长正确使用安全锁，上车后即锁上轿车车门，并确保车辆行驶过程中车门始终处于锁定状态，保证车门不能从车内开启。

风险四　安全带"不安全"

不少家长喜欢给年幼的儿童系上成人安全带或者将儿童放在安全座椅上不系安全带,这些做法都有很大的安全隐患。如给儿童使用专为大人设计的安全带,在发生碰撞时可能会造成颈部损伤。

预防措施: 当儿童身高超过 140cm 时,且儿童背靠座椅坐实,双脚可平稳着地时,方能使用成人安全带。另外,家长一定要保证只要儿童坐上安全座椅,就要把安全带系上,一旦发生事故,松紧合适的安全带能"抓住"并保护他们。

风险五　在视觉盲区停留

身材矮小的儿童处于车身附近位置时,很容易进入驾驶员的视觉盲区。假如车辆并没有配备倒车辅助系统(如倒车雷达、倒车影像等),进入车辆盲区的儿童很难被驾驶员发现。车头、车尾、车底是常见盲区,如有儿童在其附近玩耍,可能会导致伤害的发生。

预防措施： 司机在启动车辆时，需要提前检查车辆周围环境以保证安全。作为家长也要了解驾驶员的视觉盲区，避免儿童在汽车盲区附近停留，以减少伤害发生。

风险六　汽车行进过程中进食

很多家长喜欢在车内准备一些食物，也常常会给儿童进食进水，如儿童喜欢的果冻、糖果、饼干等零食。殊不知当车子行经不平的路段或紧急制动时，食物可能误吸入气道，引发气道梗阻窒息而危及生命。

预防措施： 家长一定要提高安全意识，尽量避免在行车过程中让儿童进食，尤其是棒棒糖、果冻、坚果等食物。

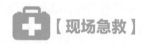

1. 中暑休克的现场处理　首先脱离中暑的环境，迅速把儿童

抱离汽车,移到阴凉、通风的环境,使体温能够自然迅速地降下来;同时可以借助外界的一些工具,比如吹风扇、将湿冷的毛巾敷在儿童的额头或者用凉毛巾在颈部、腋下进行擦拭等方法进行降温;让儿童少量多次饮用清凉饮料或水,以补充体内水分,促进排泄,从而起到降温作用。一旦发现儿童中暑休克应尽快就医。

2. 颈部损伤的现场处理　首先要固定颈椎,第一时间给予儿童颈部保护性制动,有条件的情况下给予颈托保护儿童颈部,避免造成颈部的二次伤害。在移动儿童时,要注意颈部的固定保护,可用双臂平托头部与肩部在一个平面,保持颈部不动(图 5-1)。大孩子可借助桌面木板等平坦物体支撑头部。

3. 碾压伤的现场处理　出现碾压伤后,尽快呼救,将儿童脱离危险环境,检查有无意识障碍,如果存在意识障碍,立即检查有无有效自主呼吸,以决定是否启动心肺复苏。如无意识障碍,应保持气道通畅,并查看有无明显出血,如有出血可按压止血或加压包扎。如有骨折,避免随意搬动,以免加重损伤导致不良后果。

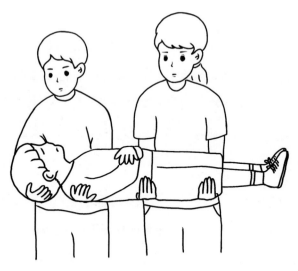

图 5-1　搬运颈部损伤的儿童

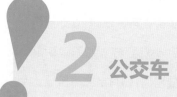

公交车

公交车是一种便捷、环保的出行工具。在搭乘公交车时，儿童由于年龄较小，活泼好动，且自我保护意识差，在交通意外发生时，很容易造成身体伤害。

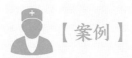

公交车车内玩耍
引发的"大问题"

　　阳阳今年五岁半,正值暑假,妈妈带着阳阳乘坐公交车去自然博物馆参观,车子在绿树成荫的公路上正常行驶,突然前方一辆电动自行车横穿马路,司机采取紧急制动措施,正在座位上观赏窗外风景的阳阳重重地摔倒在地上。导致阳阳头面部出现大面积皮肤擦伤和血肿,同时也失去了意识。阳阳被送至急诊抢救室进行紧急治疗。查体可见阳阳呈深昏迷,头围明显增大,头面部可见皮肤挫伤、头皮大面积血肿、枕后及左颞部可见多处皮肤擦伤。双侧眼睑肿胀,球结膜水肿,双侧瞳孔不等大,形状不规则,对光反射消失。左侧耳郭明显肿胀、淤青。鼻腔内可见少许血痂,四肢末梢凉。急诊立即行头颅 CT 平扫＋重建,显示脑实质肿胀,密度减低,灰白质分界不清,左侧为著,蛛网膜下腔出血,脑室系统内出血,颅底骨折,左侧头皮血肿。急诊予抢救治疗后以"颅脑损伤,颅内出血"收入 ICU进一步治疗。

【案例相关知识】

颅内出血是脑组织内的血管因不同原因受损出现破裂出血,导致血液在颅内聚集的一类临床综合征。根据出血部位不同,可分为脑实质内出血、脑室出血、硬膜下出血、硬膜外出血、蛛网膜下出血五大类。根据出血病因不同,分为原发性脑出血和继发性脑出血。颅内出血可能造成颅高压、神经功能缺损、癫痫等。阳阳在乘车过程中由于司机急速刹车,突然摔倒,头部着地受到了外力冲击,造成了脑组织损伤、出血,并出现了意识丧失。CT 检查网膜下腔出血。

【与公交车相关的其他风险及预防措施】

风险一 "跟车跑"现象

有同学为了能赶上公交车,会在车已经启动离站或是刚刚进站未停稳之前跟着公交车奔跑,这样非常危险。因为这时公交车行驶还不平稳,跟车跑很容易被车碰到,特别是下雨或者下雪天气,路滑水多,更容易被行驶的公交车碰到,造成跌倒甚至是碾压事故。

 预防措施: 确定公交车安全等候区。家长可以明确告知儿童应在何处安全候车,并告知其不可在非机动车道等车。叮嘱儿童在公交车到达等候区时不要靠近移动的公交车,要始终保持在司机可见的范围内。

 风险二　车内看手机、玩游戏"走神儿"

随着社会经济的发展,手机等电子产品已走进千家万户,很多儿童在乘坐公交车时,经常低头看手机、玩游戏等,把精力专注到手机、游戏上,当出现车辆紧急制动时,非常容易造成伤害。

 预防措施: 为了乘客的安全和健康,乘公交车拒做低头族。在乘坐公交车时家长们应该让儿童坐稳扶好,抓牢车辆把手,叮嘱儿童不要在乘坐公交车时看手机和玩游戏。

风险三 开窗"探头探脑"

一些儿童喜欢在座位上打开窗户,将头或手伸出窗外,道路上遇有错车、超车等情况时,容易碰伤、刮伤,甚至有生命危险。

预防措施:儿童上车后一定要在座位上坐好,家长要看管并教育儿童切勿将头、手伸出窗外,避免因车辆隔得较近,对四肢和头部造成挤压。

风险四 车上"空手站立"

部分没有座位的小学生,喜欢"空手站立",不抓扶手、座椅,很容易在紧急刹车时发生事故。

预防措施:儿童在上车之后尽快找到座位坐下来,没有座位需站立时,应侧身站立,不要面对车头或者车尾,双手要扶稳;双脚应该分开站立,最好大于肩宽,加大支撑面积。这样的站姿对刹车造成的前后冲力,以及转弯时的左右冲力,都能起到一定的缓冲作用,防止摔倒、扭伤、磕伤,保证乘车安全。

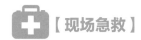 **【现场急救】**

1. 颅脑损伤的现场急救 颅脑损伤多为脑组织受损或颅内出血。如发现颅骨塌陷等外形改变，则很可能是发生了颅骨骨折。此时应注意保护头部，避免按压导致破碎头骨加重脑组织的损伤。如出现昏迷不醒或伴剧烈头痛、喷射性呕吐等，则很有可能出现了颅内出血等颅脑损伤，此时不要试图去摇醒患儿，应在确保安全的情况下，保持原地不动，立即拨打急救电话，等待救护车的到来；如果患儿的耳朵、鼻子出血、流水，则不除外颅底骨折的可能，应避免擤鼻涕和用力咳嗽，也不要用纸巾或棉球去堵塞，因为可能会导致颅内感染或是颅内高压而危及生命。

2. 颈部损伤的急救处理 如果摔伤后颈部有疼痛感或是无法活动，则可能发生了颈部损伤。在保证所处环境安全时，保持原地不动等待救护车；如处于马路中间等不安全环境中，在移动儿童到安全区域时，要注意颈部的固定保护，可用双臂平托头部与肩部在一个平面，保持颈部不动。

3. 昏迷儿童的处理 当发现儿童昏迷倒地，应首先确认现场安全；然后判断意识是否丧失，如果意识丧失，立即拨打急救电话；接下来判断自主呼吸，反复扫视儿童头部到胸部至少 5 秒（不超过 10 秒），观察胸部的起伏，如胸部有起伏说明自主呼吸存在，可取侧卧位或平卧位头偏向一侧，及时清除口、鼻、气管内的分泌物，以确保呼吸道通畅；如果自主呼吸消失或仅有叹息样呼吸，需要立即实施心肺复苏。

第一步：胸外按压。将儿童置于坚硬、平坦的平面上。一般情况下，对 8 岁以上儿童实施心肺复苏使用双掌按压法（彩图 5-2，见文末彩插），对其余儿童可使用单掌按压法（彩图 5-3，见文末彩插），按压部位为胸骨中下段。对 1 岁以下婴儿实施心肺复苏时，使用双指按压法（彩图 5-4，见文末彩插）或双拇指环抱按压法（彩图 5-5，见文末彩插），按压部位为两乳头连线中点下方，单人施救时采用双指按压法，如有多名施救者，使用双拇指环绕手法。按压深度至少为患儿胸廓前后径的三分之一（婴儿 4cm，儿童 5cm，青少年至少 5cm、不超过 6cm），按压频率为 100~120 次 /min。每次按压结束后，应确保胸廓充分回弹，按压的手不要倚靠在患儿胸上。

第二步：清理气道。按压 30 次后，应使用仰头提颏法开放气道，并清理口腔中的异物，即将一只手置于患儿额头上，使头部后仰，另一只手的手指置于下颌骨下方，提起下颌，不要压迫颏下软组织,不要让患儿口唇完全闭合(彩图5-6,见文末彩插),如怀疑患儿有颈部损伤的风险,推荐使用推举下颌法开放气道,施救者在患儿头部位置,双手置于患儿头部两侧,保持头部呈正中位,双拇指置于其颧骨处,其余手指置于患儿下颌角下方,推举下颌骨,使下颌骨向上、向前移位,打开气道(彩图5-7,见文末彩插)。

第三步:人工呼吸。清理气道后迅速进行口对口人工呼吸。对儿童口对口人工呼吸时,用拇指和食指捏住其鼻子,施救者正常吸一口气,用嘴唇封住患儿的口周吹气(彩图5-8,见文末彩插)。对婴儿口对口人工呼吸时,施救者嘴可直接覆盖婴儿的口鼻吹气(彩图5-9,见文末彩插)。每次吹气时间和呼气时间各为1秒,给予2次人工呼吸,每次通气时应尽量使患儿胸廓有可见的隆起,避免过度通气。

单人施救,胸外按压和人工呼吸的频率为30∶2,即每30次胸外按压后进行2次人工呼吸;双人施救,胸外按压和人工呼吸的频率为15∶2,即每15次胸外按压后,第2名施救者开放气道,给予2次人工呼吸。以此循环,直到专业人员接管或患儿心搏、呼吸恢复。注意在心肺复苏过程中,应尽量减少心外按压的中断,开放气道和人工呼吸的时间应在10秒内完成。

3 电动自行车

近年来,电动自行车因其成本低、使用便捷,成为近距离出行的重要代步工具,被大众广泛使用,我国目前电动自行车的社会保有量近3亿。但因人们安全意识不足,违法占道行驶、违反交通信号灯等行为时有发生,电动自行车事故的发生数及致人伤亡数均呈上升趋势。

 【案例】

电动自行车跌落事件

小明是一年级的小学生,家里为方便接送小明上下学在他入学前便置办了一辆电动自行车方。因为小明害怕戴头盔,学校距离家也不太远妈妈便没有为小明佩戴。一天,妈妈像往常一样接小明放学,小明坐上车后就昏昏欲睡了。在路口转弯的时候，妈妈感觉腰上一松，小明从车上摔了下去，头恰好撞在了路边的防撞墩上，裂开一个大口子，鲜血直流。路人帮忙叫来了救护车，妈妈带着小明赶往急诊就诊。经医生查体，小明头上的伤口长达 6cm，伴有周围皮肤挫伤缺损，右臂及右腿的皮肤有大面积擦伤。医生给予清创缝合，住院观察一周之后，小明出院了，头上的瘢痕时常会提醒他和家人这一次惊心动魄的事件。

【案例相关知识】

颅脑外伤是由于外力作用于头部后所引起的一种常见外伤。以头皮损伤最为常见，严重者可能导致颅骨损伤和脑损伤。因头部的血液供应丰富，所以一旦发生头皮裂伤，相对于其他部位伤口出血多，甚至出血凶猛，易导致满面血迹。如果出现撕脱伤或伤口较大，损伤解剖层次较深、时间长，还易导致休克、感染的发生。如果受伤后看到有血性或无色的液体从耳朵或鼻腔流出，则可能因颅骨骨折导致脑脊液外漏。如果伤后表现为头晕、头疼、恶心、呕吐、意识不清、呼吸节律紊乱等表现，则提示可能发生了颅内出血、脑疝等，不及时处理可能危及生命。小明是因为从电动自行车上跌落，头部撞击路边防撞墩而导致的头皮裂伤及周围皮肤挫伤缺损，因此流血较多。

【与电动自行车相关的其他
风险及预防措施】

 风险一　未成年人驾驶电动自行车

未成年人在未经家长许可的情况下，驾驶电动自行车上路，因为对电动自行车操作不熟练，遇到突发情况时反应不及时，且对车辆控制能力不足，往往导致摔伤或被砸伤。

 预防措施：《中华人民共和国道路交通安全法实施条例》第七十二条规定：驾驶电动自行车和残疾人机动轮椅车必须年满 16 周岁。家长应增加儿童的交通安全意识，加强对未成年人的安全教育。禁止儿童驾驶电动自行车，并说明可能出现的危险。严格履行监管责任，保管好电动自行车钥匙等。

风险二　电动车轮辐条伤

儿童坐在电动自行车后座时，双脚会不自主地乱动，常常会发生脚后跟被绞进车轮的辐条内而受伤的情况。因为电动车的车轮转动力量较大，相对自行车轮辐条伤可能更加严重，导致足跟部深部组织损伤甚至是骨折。

 预防措施： 提醒儿童在后座时，将双脚放在踏板上，不可随意活动。在后车轮处加装防护遮挡装置，可以有效避免电动车在行进时，儿童的足跟部误入车轮中致伤。

 ## 风险三　电动车超速行驶

虽然最新国家标准明确指出电动自行车最高车速不超过每小时 25km，但人们骑行时往往常因速度太慢而对电动自行车安全限速进行解锁，调到最大行驶速度。在驾驶过程中遇到突发情况时，因为车速太快，不能及时刹车而导致车祸事故的发生。

预防措施： 购买新国标电动自行车，学习电动自行车的交通规则。不私自对电动自行车进行改装。驾驶及乘坐电动车时，应佩戴头盔。

 风险四　电动自行车电池自燃

电动自行车在家中、电梯中自燃、爆炸导致人员烧伤和死亡的新闻不绝于耳。电动自行车的电瓶充电时会释放可燃性气体，因此在狭窄、密封环境充电时，容易引发自燃和爆炸。特别是非原装电池，没有过充保护等功能，会引起电池漏液发生爆炸。而电动自行车发生燃烧后，主要威胁来自于火焰高温、浓烟及有毒气体，如在楼梯口或消防通道上发生电瓶车起火，浓烟会经由楼梯通道向上蔓延，形成"烟囱效应"，导致人员被困甚至遇难。

预防措施： 购买正规厂家生产的电动自行车，使用原装电池。电动自行车应在室外的充电桩进行充电。充电时要远离易燃物品，充电器放置在比较容易散热的地方，充电时间原则上不得超过 10 小时。尽量不在夜间睡眠时间充电。电动自行车应避免长时间日光暴晒，存放时应置于阴凉干燥处。

风险五　在机动车道行驶

城市的交通压力大,人、车混行,相互争夺道路空间。我们常常可以看到电动自行车穿梭在非机动车道和机动车道之间,不断超越,蛇形骑行。而电动自行车事故的现场多集中在机动车道。因为电动自行车车速快,电机声音小,又很少安装转向灯,在机动车道行驶时很容易发生碰撞事故。

预防措施:电动自行车属非机动车,应当在非机动车道内行驶。遵守交通法规,不抢道、逆行、载人、超速行驶。保持安全距离,注意避让大车;转弯或掉头时应减速、开启转向灯、鸣喇叭;自觉注意饮酒后不骑车。

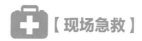

【现场急救】

1. 头外伤的现场急救处理　因头皮血管丰富,头皮裂伤一般会出血较多,此时不要惊慌,可用干净的布或毛巾进行按压止血,尽快送往医院进行清创缝合;如果头皮出现包块,很可能是头皮下出血造成头皮血肿，不要按、揉或者外敷药物，如果有条件，可予以冷敷；如果头皮血肿较小，不需要做特殊处理，一般1~2周会自行吸收；头皮血肿较大时，应保持患儿所处环境舒适，避免剧烈哭闹，卧床时可垫高头部，尽量减少移动；如摔伤后昏迷不醒或伴剧烈头痛、喷射性呕吐等，则很有可能出现了颅内出血等颅脑损伤，此时不要试图去摇醒患儿，应在保证安全的情况下，保持原地不动，立即拨打急救电话，等待救护车的到来。

2. 四肢摔伤的现场急救处理　如果摔伤处只是出现了淤青，可在48小时内进行冰敷以减轻组织的出血和水肿，48小时后方可采取热敷；如有伤口裂开出血，可以直接按压止血，并尽快送往医院；如怀疑四肢有骨折发生，应减少受伤肢体活动，并使用身边纸板等进行固定和托举，可减少疼痛及周围组织损伤；开放性骨折可在伤口处看到骨头断端，此时不要尝试将露出的骨折断端复位回纳于创口内，应予干净衣物或毛巾包裹并适当压迫止血，立即送往医院。

3. 车轮辐条伤的现场急救处理　如有皮肤破损、软组织损伤，不要在伤面上涂抹药物，应立即到医院进行清创处理；怀疑存在骨折时，不要随意活动、按摩、揉搓，以免加重骨折移位，可以抬高受伤一侧的下肢，用硬纸板等固定，以减轻足部的疼痛和水肿。

4 自行车

随着生活水平的持续提高,自行车已经成为宝贝成长过程中必不可少的一个大"玩具",然而,自行车给宝贝带来快乐和健康的同时,又存在哪些风险呢?让我们先来看看乐乐的"历险记"。

【案例】

自行车车把伤

6岁的乐乐是一个活泼好动的男孩,平日里总爱在户外玩耍,特别喜欢骑自行车。一天,乐乐提议要跟爸爸骑车去游乐园,在路上乐乐高兴地跟爸爸比赛,不慎摔倒了。自行车的把手正好撞到乐乐腹部,当时觉得有点疼,没有当回事,高高兴兴地去游乐园玩了起来。可是没过多久乐乐疼得更加厉害了，而且还开始出现呕吐、发热等症状。爸爸觉得不对劲，马上把乐乐送到了医院。急诊医生查体显示：患儿存在腹胀、上腹部压痛、反跳痛等体征。检查化验结果显示血淀粉酶和尿淀粉酶都明显升高，CT 也提示胰腺挫伤。没想到自行车车把那轻轻的一撞，竟然造成了严重胰腺挫伤，病情危重，需要急诊进行剖腹探查手术。经过近 4 个小时的手术后，乐乐终于脱离了危险。

【案例相关知识】

由于胰腺位于腹膜后，紧贴后腹壁、脊柱及周围紧邻重要脏器及腹腔大血管，前方缺乏骨性组织保护，致伤机制常为前方的钝性暴力作用于上腹部，将胰腺挤压在脊柱上而发生挫裂伤或横断伤。单纯的胰腺外伤较为少见，常常合并其他腹腔脏器的损伤。自行车车把伤是导致小儿胸腹部受伤的主要原因之一。虽然车把撞击的速度可能相对较低，但是车把末端的横截面积小，受力点集中，再加上儿童的胸腹壁薄，造成实质器官、空腔脏器损伤和腹壁破裂的风险较大，可能伤及腹腔内任何脏器，且常比较隐蔽。骑自行车摔倒致伤时，因受伤部位较深,临床症状表现相对较轻,不易诊断,一旦确诊,半数以上病例需要手术治疗。所以如果儿童骑车摔倒,腹部被车把撞击,家长需要查看儿童是否有压痛,儿童自述肚子疼,或有呕吐发生,均应及时到医院就医。

【与自行车相关的其他风险及预防措施】

 ## 风险一　自行车车轮导致的意外伤害

儿童天性好动,会出于好奇将脚伸到行进中的自行车车轮或链条中,在生活中因为被旋转的车轮绞伤的案例也比比皆是,这些儿童轻则皮下淤血、水肿、表皮擦伤,重则会损伤韧带。

 预防措施: 父母让儿童坐在自行车后座上面一定要在自行车上安装全封闭的链条罩,遮挡住链条。平时家长要给儿童讲解安全常识,让儿童形成安全意识,乘坐自行车时提醒儿童不要把脚伸到车轮或链条中。

风险二　车身凸起物多

车身上的凸起物，平时可能不起眼，在家长购车时也不会成为影响购买的一个因素。但是在儿童骑行过程中，这些裸露的螺丝或者装饰物有可能划伤儿童娇嫩的皮肤。

 预防措施： 家长要注意检查自行车上是否有会伤到儿童的突起物，不要装饰过多物品并给予相应的保护措施。

风险三　辅轮失衡

辅轮对刚学习自行车的儿童来说非常重要，不仅能够平衡重心、帮助儿童体验骑行的乐趣，还能够避免摔倒，起到保护作用。但如果辅轮支架的强度未达要求，则不能在需要时对儿童起到有效的保护作用。

 预防措施： 首先要购买正规厂家的儿童带辅轮的自行车，切勿在儿童自行车上自行安装辅轮；其次要定期检查辅轮的质量和功能是否正常；此外还要为儿童选择适合年龄和身高的自行车，家长应陪同骑行。

风险四　制动问题

国际标准对儿童自行车的制动系统即刹车,具有明确规定:自行车应装有两个独立的刹车,一个装于前轮,一个装于后轮。但有的儿童自行车并没有完全按照这个标准执行,只有一个刹车,根本就达不到要求。而有的自行车则存在刹车本身不达标的问题,刹车时忽紧忽松,非常容易导致车辆失去平衡而摔倒受伤,甚至因为未及时减速而发生高速撞击的危险。

预防措施:要为儿童选择质量合格的自行车,且定期检查自行车刹车的功能确保安全。加强对儿童进行安全教育,嘱咐他们在骑车过程中不可以撒把,不能互相追逐,减少紧急刹车。12 岁以下儿童不得骑车进入公共交通路线。

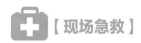

【现场急救】

1. 出血的现场处理　受伤后首先检查有没有明显的外伤出血。小的伤口或擦伤会引起轻微出血,可使用肥皂和或清水清洗受伤部位,在伤口部位覆盖清洁敷料。大多数出血可通过加压止住,让患儿保持平静很重要。除此之外,还要考虑到是否有内脏出血的可能和风险,观察儿童是否有咳血性痰、吐血、触摸脉搏是否细弱,观察患儿精神状况是否有改变,是否有疼痛或不适。若患儿出现固定部位疼痛或淤青、气促、咯血或吐血、身体湿冷等,应立即拨打急救电话,让患儿躺下并保持不动,用毛毯或衣物给其保暖,随时观察患儿情况,等待进一步救援。

2. 骨折的急救处理　骨折部位应固定,可用卷起的毛巾、杂志和木块等替代夹板,夹板长度应大于损伤部位的长度,并能支撑损伤部位以上和以下的关节;搬动儿童时,应头、颈、躯干一起移动并保持在同一水平;可利用颈托、硬板等工具固定颈椎、脊椎;局部伤口压迫止血;及时转送医院。

3. 实质性脏器损伤的现场处理　如果怀疑伤及患儿胸腹部实质性脏器,安抚患儿保持安静,及时带患儿到医院接受全面检查。

第六章

动 物 致 伤

随着我国经济的迅速发展，人民生活水平不断提高，养宠物的家庭也越来越多，因此儿童接触各种动物的机会也大大增加。儿童受自身的生理及心理特点影响，乐于与动物互动但又不能把握恰当的分寸，并且缺乏相应的自我保护意识，因此常常导致动物咬伤的发生。在儿童伤害发生原因中，动物损伤位居第四。致伤动物类别以犬和猫为主，另外家禽、家畜及野生动物等导致的动物损伤也时有发生。

1 蚊虫叮咬

春暖花开时，爸爸妈妈喜欢带孩子到户外踏青，登山接触大自然，在我们接触大自然享受亲子快乐时光的同时，可能大自然里和我们共存的昆虫已经悄悄地"盯"上了孩子娇嫩的皮肤，这些昆虫大多数喜欢生活靠近地面的灌木丛或树木繁茂的地方，它们与我们活动的空间相同，接触的机会很多，一旦它们找到机会就会爬到宿主身上，叮咬宿主。

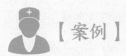

【案例】

蜱 虫 咬 伤

硕硕妈在给硕硕洗澡的时候发现孩子的头皮上有一个黑色的小痦子，凑近一看，发现是趴在头上的一个小虫子。硕硕才1岁多，妈妈不知道怎么回事，焦急地带着孩子到了医院的急救室。急诊接诊医生仔细地为患儿进行了系统的检查，并邀请皮肤科医生一同会诊，判断为蜱虫叮咬，而且虫子还活着。医生将患儿带到了治疗室，用眼科镊夹住虫子的口器部位垂直向上拔出，拔除后使用皮肤镜对虫子进行了检查，发现虫体完整，叮咬部位局部有一点红斑。后来硕硕妈妈回忆起当天曾带着硕硕到草地玩耍，孩子可能就是这个时候被蜱虫咬了。

【案例相关知识】

蜱为人和动物的体外寄生虫,皮肤褶皱部位如耳后、颈部和腹股沟因皮肤薄嫩是蜱虫的首选寄生部位。在蜱虫口器刺破皮肤吸血过程中,会造成宿主感染螺旋体、立克次体等微生物。蜱虫侵入人体后,用喙器刺入皮肤吸取血液,吸血时间长短和蜱虫种类有关。叮咬24~48小时局部出现红斑、瘀点、水疱、结节、溃疡,结节可持续数月或数年,可有疼痛,自觉瘙痒。为预防蜱虫叮咬,可采用物理或化学方法,减少环境中的蜱虫;进入蜱虫较多的区域如野外、草地等环境时,应尽量减少皮肤的直接暴露,可以穿长袖束口衣裤,一旦发现了蜱虫叮咬,第一时间要尽快移除蜱虫。

硕硕是被蜱虫叮咬在了头皮,叮咬时间较短,妈妈发现比较及时,没有发生感染等症状,只要去除蜱虫,皮肤就可以自行修复。

【与蚊虫叮咬相关的其他风险及预防措施】

风险一　蚊虫叮咬

蚊虫叮咬后,局部皮肤可出现红肿,儿童诉痒感,有抓挠的表现,严重时组织液渗出可出现水疱,如搔抓明显也可以继发感染。

 预防措施: 夏季蚊虫多的时候,外出可以给儿童穿长袖长裤,衣服或背包上粘贴驱蚊贴或者佩戴驱蚊手环。出现红肿、瘙痒时可以局部涂抹驱蚊液,尽量不要用抓挠,防止破溃感染。

风险二 蜂蜇伤

蜂蜇伤,是被蜂尾针(刺)蜇伤,毒液注入人体,或伴刺留皮内所致。局部可出现红肿刺痛,甚或有头晕恶心等症状的中毒性疾病。一般被蜂蜇伤后无全身症状,若蜇伤比较严重也可产生大面积肿胀,偶可引起组织坏死,重者出现恶心、无力、发热等全身症状,甚至出现过敏性休克。

 预防措施: 避免到蜜蜂聚集的地方活动,遇到蜂群快速远离,避免追逐捕捉蜜蜂。

风险三　跳蚤、虱子、臭虫咬伤

　　跳蚤、虱子、臭虫等昆虫咬伤也时有发生，被叮咬的局部皮肤可能出现红肿、水疱，也可以继发感染，甚至出现全身症状。

　　预防措施： 注意个人卫生，家里有宠物要注意宠物身上是否有此类昆虫，如有此类昆虫要积极处理。

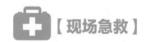

　　1. 红肿局部处理　首先离开蚊虫较多环境，如出现红肿、痒的症状，应避免搔抓，可以局部涂抹驱蚊液使用冷湿敷的方法减轻痒感和水肿，如出现水疱，可以到医院进行处理。

　　2. 蜱虫虫体处理　不可强行拔出虫体，以免撕伤皮肤或将其喙器折断在皮肤里，更不要用手拍碎虫体。可以用凡士林、液体石蜡、莫匹罗星软膏等厚涂，以隔绝蜱虫周围空气，使其窒息死亡，然后用镊子将虫体取下［图6-1（a）］。美国CDC建议使用细镊子尽可能靠近皮肤表面，抓住蜱虫，平稳、均匀用力向上拉,不要旋转或搅动蜱虫[图6-1(b)]。去除蜱虫后可以使用乙醇或肥皂水清洗伤口及双手,检查蜱虫是否完整,如发现口器残留在皮肤内需要到医院就医。

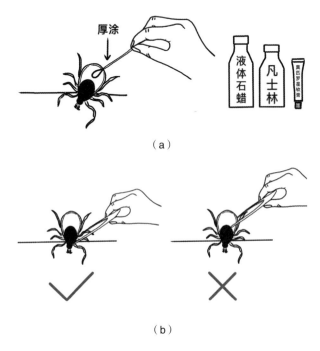

（a）

（b）

图 6-1　蜱虫正确取出方法

3. 中毒症状处理　如果发现孩子出现全身中毒症状或明显的过敏症状,如发热,全身风团、鼻塞、呼吸困难、乏力、头晕或者四肢麻痹等,应立即平卧,并尽快就医。

2 猫、犬致伤

猫、犬在家养宠物中比例最高，随着养宠物人数的增加，人被猫、犬咬伤的机会也在增加。儿童对小动物的戒备心少，尤其喜欢近距离看猫、犬，甚至是抓尾巴、追逐等，导致被猫、犬咬伤的意外更加容易发生。

【案例】

一例犬咬引发的撕裂伤

亮亮是一个 7 岁的小男孩，正值淘气好动的年龄。一天，亮亮和爸爸下楼踢足球，碰巧邻居叔叔也带着宠物犬出来遛弯。两家人都经常在小区里碰到，非常熟悉。邻居家的宠物犬是一只中型犬，一直很温顺，亮亮还经常会摸摸它、跟它玩耍。走着走着，亮亮就在一旁和宠物犬玩起球来，亮亮一把球踢远，宠物犬就开心地跑去把球捡回来。过了一会儿,忽然听见两声异常的犬吠和亮亮的尖叫哭喊声,只见宠物犬护着球怒瞪着亮亮,而亮亮握着的手腕流出了鲜血。爸爸和邻居赶紧冲过去,看到亮亮的手臂上,裂开了一个约 5cm 的大口子。原来淘气的亮亮抱着足球也不扔出去,还在宠物犬的面前晃来晃去逗它,几次下来,宠物犬急了,扑上去咬了亮亮的手臂。爸爸和邻居赶紧将亮亮送往了儿童医院急诊外科,医生诊断为:手臂撕裂伤,对伤口进行了彻底的清洗和消毒,并给亮亮注射了狂犬病疫苗。

【案例相关知识】

撕裂伤是钝性暴力作用于体表,由于急剧牵拉或扭转,造成皮肤和皮下组织撕裂,快速移动的物体(如行驶的车辆、开动的机器、奔跑的马匹)牵拉人体时容易造成此类伤。撕裂伤是开放性损伤,创口边缘多不整齐,容易发生感染。本案例中,亮亮的撕裂伤就是发生在被犬的牙齿咬伤后,进一步由于犬和亮亮的相互奔跑、拉扯导致。

儿科
急诊室的故事

【 与猫、犬致伤相关的其他风险及预防措施 】

 风险一　猫咬伤

与犬相比,猫的尖牙相对小而尖,因此猫咬伤的伤口多小而深。一方面难以做到彻底清洗和消毒伤口,另一方面因伤口小而不被重视,最终导致感染率很高且伤口愈合时间长。因此对于猫咬伤的伤口应当根据情况进行有效的扩创处理,保证伤口得到彻底的清洗和消毒。

预防措施: 叮嘱儿童不随意逗猫、犬,不要接近和抚摸并不熟悉的动物,特别是动物在玩玩具或者吃食物的时候,更不要去抓猫、犬的尾巴。也不要与猫、犬进行对视,这种举动会让它们产生威胁感。家长对于婴幼儿应该做好看护,因为婴幼儿身材矮小,对猫、犬的戒备心少,无法读懂动物的身体语言,常常采取躲避和逃跑等方式,容易被猫、犬当作攻击对象。教给儿童学会识别猫、犬要咬人前的声音信号,听到猫、犬咆哮声或是嘶嘶声,则要远离。避免用手直接喂猫、犬食物。

风险二　猫、犬抓伤

即使是家养猫、犬，也常常会在不经意的情况下抓伤主人，特别是在喂药、洗澡、剪指甲的时候。

预防措施： 勤给猫、犬剪指甲，选择猫、犬专用指甲剪，定期修剪指甲；利用衣物来有效防护，在与猫互动玩耍的时候，尽量穿长衣长裤，避免皮肤直接与猫接触；逗猫的时候也可以选择逗猫棒和玩具等，避免直接用手互动。

风险三　猫、犬毛过敏

养猫、犬的家庭中，如果儿童出现了经常打喷嚏、流鼻水、起荨麻疹，眼睛痒、流眼泪时，则很可能是发生了猫、犬毛过敏。

预防措施： 家庭当中有过敏史、哮喘史的儿童，应避免养猫、犬等带毛的宠物或者与猫、犬近距离接触，尽可能远离变应原。如不确定，可以进行变应原测试，了解过敏的原因。

🏥 【现场急救】

1. 面积小、程度轻的伤口的现场处理 应立即用流动水冲洗伤口,如条件允许,最好用 20% 的肥皂水和流动水进行交替冲洗(肥皂水为碱性,可以起到杀菌的作用),连续冲洗伤口至少 15 分钟;用碘伏彻底消毒伤口,小伤口尽量不包扎,如需包扎应在彻底清洗消毒 2 小时后进行;尽快到医院注射人用狂犬病疫苗。

2. 严重伤口的现场处理 如伤口在四肢处,且出血不严重,可以用流动水和肥皂水交替冲洗至少 15 分钟后医院进行治疗;如伤口较大出血较多时,应做好压迫止血并立即送往医院;如伤口较深存在骨骼损伤,在送往医院的途中,可使用硬纸板、围巾或丝巾将受伤肢体固定吊起,保持肢体平衡,同时减少出血。

3. 人用狂犬病疫苗的使用 猫、犬咬伤是狂犬病病毒最主要的传播方式,狂犬病的病死率几乎是 100%。因此被猫、犬咬伤或抓伤后,应尽快注射狂犬病疫苗。人用狂犬病疫苗免疫程序一般使用"五针法",分别于受伤当天、第 3 天、第 7 天、第 14 天、第 28 天各肌内注射 1 针。2 周岁以下儿童选择大腿前外侧肌内注射,2 周岁及以上者选择三角肌。首次注射疫苗的最佳时间是被咬伤后的 24 小时内。如在被咬伤三天后才注射狂犬病疫苗,则难以防止狂犬病的发作。注射狂犬疫苗的原则是"早注射比迟注射好,迟注射比不注射好"。不要剧烈运动或过度疲劳,避免受凉感冒。如果完成全程免疫治疗半年内、再次发生猫或犬咬伤时不需要再次接种;完成全程免疫超过半年未到 1 年、再次发生猫或犬咬伤时,需加强接种 2 剂,即"五针法"的受伤当天、第 3 天;完成全程免疫超过 1 年未到3 年、再次发生猫或犬咬伤时,需加强接种 3 剂,即"五针法"受伤当天、第 3 天、第 7 天;完成全程免疫超过 3 年再次暴露,需重新全程免疫接种。

4. 破伤风免疫制剂的注射处理　猫、犬咬伤为破伤风易感伤口,尤其是穿刺伤及撕裂伤的伤口,应到医院由医生结合破伤风主动免疫史,评估是否需要注射破伤风免疫制剂。

第七章

锐 器 伤

锐器伤是由刃缘或锐利尖端的物体造成的损伤。轻者可造成皮肤破损，重者可导致肢体、脏器受损，影响儿童发育，甚至危及生命。由于儿童处于心智发展的初期，天性活泼好动，好奇心强，缺乏安全意识，在无人照看时容易被伤害。家长应对家中的日常生活用品进行安全排查，消除那些可以预见和避免的安全隐患。

 【案例】

水果刀的伤害

这天是小美琳 4 周岁的生日，妈妈为小美琳亲手制作了生日蛋糕，其他人都在精心准备生日晚餐。这时爸爸拿着快递回来了，说是给小美琳的生日礼物，小美琳特别开心，已经等不及爸爸拆礼物了，看到茶几上有一把水果刀，模仿着爸爸、妈妈平时拆快递的样子，拿起水果刀拆起了自己的生日礼物，只听"啊"的一声，小美琳满手血迹，水果刀和快递也掉在了地上……，妈妈立刻带着小美琳奔向医院，到医院后，医生进行了详细检查,发现患儿右手有一约 2cm 长的伤口,根据伤口情况以及了解的病情,判断为切割伤,随后对伤口进行了消毒,缝合,包扎,并注射了破伤风抗毒素。

【案例相关知识】

切割伤是指刀、剪一类锐器切开皮肤以致出血和组织损伤。刀割伤可深可浅,一般伤口整齐。如果只切伤皮肤,未暴露皮下组织,则愈合较易,瘢痕不明显。切割伤的伤口出血较多,相对比较深,严重时有可能伤及肌腱、神经、血管。如果发现屈曲困难、感觉缺失,要及时就诊。本案例儿童是因为用水果刀不注意发生了手部切割伤。

【与锐器伤相关的其他风险及预防措施】

 风险一 剪刀伤

剪刀是每个家庭中常见物品,儿童认知能力不足,安全意识差,动作欠协调,容易造成损伤。

预防措施： 要注意保管好并将其放置在儿童不易碰触到的地方，儿童可用儿童专用剪刀，使用时由家人看护。

风险二　生活中的小"利器"

儿童性格活泼，喜爱尝试新鲜事物，家中的小东西，如曲别针、订书钉、笔等尖锐物品，可能成为儿童手中的玩具，导致刺伤。

预防措施： 家长要起到监管作用，要让儿童远离危险物品，尤其是曲别针、订书钉、笔等尖锐物品，要集中放置，放在抽屉或柜子中，并安装儿童锁，避免儿童受伤。

风险三　碎玻璃

碎玻璃如果未能及时清理，可能导致局部损伤，玻璃残渣也可能会引发感染，影响伤口愈合。

预防措施： 家长应看护好儿童，不要让儿童在玻璃物品前打闹，投掷坚硬物品，尽量远离玻璃制品，打开或关闭玻璃门窗应由家长完成，避免让儿童接触玻璃餐具、水杯，远离玻璃屏幕等一系列的玻璃制品。

 ## 风险四　一次性餐筷、牙签

一次性木筷如果加工不到位，上面的木刺可能会刺伤儿童。牙签也可能会成为刺伤儿童的利器。

 预防措施： 此类物品应放置在儿童拿不到的地方，如需使用应在家长的监护下，避免儿童独自使用，最好使用儿童专用餐具。应指导适龄儿童如何正确、安全地使用一次性餐具。

 ## 风险五　铁签、水果刀、扫把的金属手柄

水果刀、烤串的铁签、扫把的金属手柄等都可能因为操作不当而伤害儿童，甚至导致穿透伤。

预防措施：家长应严格看管儿童，禁止让儿童接触此类物品，并提高儿童安全意识，告知其危害程度及严重性。

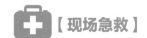【现场急救】

1. 刀割伤的处理　如果伤口出血量不多且较浅时，可使用医用碘伏消毒；待伤口稍微变干后，再用干净的纱布覆盖包扎。在伤口彻底愈合之前，最好不要碰水。如果伤口较深，出血量多或可能伤及血管时，应立即压迫止血并尽快前往医院处理。如果出血量不是很大，但是儿童有感觉障碍或运动障碍，说明伤及神经或肌腱，也要尽快送往医院救治。在前往医院的过程中，要持续加压止血，并注意肢端血运。

2. 针刺伤的处理　被生锈的钉子或针扎伤后，应尽早就医。家长还可用干净的清水或无菌生理盐水、过氧化氢溶液清洗伤口；如果可以，可用双手将伤口中的血挤出促进伤口内携带的细菌、脏物排出。如果铁钉或针扎入较深，不要自行拔出，应第一时间到医院进行处理。如果是断钉，可将铁钉一起带到医院,给医生作为参考。

3. 穿透伤的处理　当利器刺伤局部无异物残留,伤口浅、出血少时,可清洁、消毒后,用干净的纱布保护腹部受伤部位,立即前往医院治疗。穿透部位有异物遗留时,不可尝试拔出异物,应用厚纱布垫或干净的毛巾夹住异物,以保护伤口,防止异物移动,再用绷带或干净的布条将异物及其周围的纱布垫一起固定包扎,及时就医。如果伤口很深或利器不干净,应尽快到医院注射破伤风抗毒素并进行清创;当腹部有肠管溢出时,不可直接触摸或尝试将肠管放回腹腔内,应用湿的纱布块或干净的湿毛巾沿着溢出的肠管周围环绕一圈,以保护肠管,再用湿的纱布块或干净的湿毛巾覆盖伤口或溢出的肠管表面,避免溢出肠管水分流失,最后取一个能够完全将溢出肠管扣住且干净的碗或盆,扣在溢出的肠管上,并用绷带或布条将碗或盆妥善固定在腹部,及时就医;如果患儿出现意识不清,呼吸及心跳加快,完成上述步骤后,可将患儿安置成休克体位,休克体位是指休克时使患儿处于中间部位较低,两端较高的中凹位,即头、胸抬高 10°~20°,下肢抬高 20°~30°。如果患儿出现意识不清,且呼吸及心跳停止,应立即对其行心肺复苏术,同时拨打急救电话,直至医护人员赶到。

第八章

中　毒

中毒是指机体过量或大量接触化学毒物,引起组织结构和功能损害、代谢障碍而发生疾病或死亡。中毒按起病时间可分为急性、亚急性和慢性中毒,儿童的中毒与周围环境关系密切,以急性中毒为主。儿童急性中毒是临床常见的急症,是全球儿童非故意伤害的五大死因之一,研究显示 14 岁以下儿童中毒是儿童死亡的主要原因。

1 食物中毒

随着互联网的飞速发展,短视频也迅速发展起来,看主播吃美食也成了很多人生活的一部分,但这对于一些未成年的儿童来说,模仿也可能会带来一些意想不到的危险和伤害……

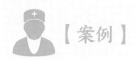

致命的野生"美味"

女孩美美只有四岁,父母常年在外地打工,陪伴她的就是奶奶和"手机"。她从小喜欢玩手机,尤其喜欢看美食主播类节目。一天,她看到女主播在吃酱香蘑菇,吃得津津有味,看得她口水都流出来了。第二天,奶奶像往常一样带着美美到村子后面的山上放羊。她撒欢地跑跳,突然,美美看到山坡草丛里长着一簇野蘑菇,很像吃播节目里的那种,她急忙跑上前采摘下来,拿衣服擦了擦,就迫不及待地将几颗蘑菇塞进嘴里,没过多久,美美就觉得恶心想吐,接着是剧烈的腹痛,奶奶急忙拨打急救电话,把美美送到了急诊。医生全面查体后,判断患儿意识不清,轻度昏迷,血压下降,根据主诉病史,诊断为食物中毒,立刻给予洗胃急救处理……。为进一步延续治疗收入 ICU,经过几天的治疗及护理,美美终于化险为夷,痊愈出院了。

【病例相关知识】

食物中毒指的是健康人进食有毒的食物后引起的以急性感染或中毒为主要临床特征的疾病。所谓有毒食物，是指被细菌、真菌、化学毒物污染的食物或本身含有毒素的动植物食物。被人食用后，将会导致恶心、呕吐、腹痛、头晕、乏力，严重者可能引起肾衰竭等。在各种原因引起的食物中毒中，以微生物性食物中毒最为多见，包括细菌、真菌等。本案例中美美为什么会中毒呢？是因为美美吃的蘑菇属于野生菌，属于自带毒性的真菌类植物，吃后特别容易引起恶心、呕吐、腹痛、腹泻等胃肠道不适等中毒症状。严重者可引起肝肾衰竭，出现精神神经系统症状。

【与食物中毒相关的其他风险及预防措施】

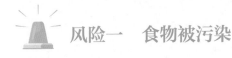

风险一　食物被污染

主要因为食物在制作、储存、出售过程中处理不当，被微生物污染，产生毒素，肠道吸收毒素后引起中毒。生活中，我们在加工制作一些肉类、蛋、奶等食物时若操作不当，导致食物被细菌污染，食入后可能引起中毒。有时候，常用的切水果、蔬菜和熟食、生肉的菜板混用，也可能导致微生物或寄生虫污染。

预防措施：买回来的食物一定要进行分类清洗干净后再食用，切生食和熟食的菜板要分开使用。养成良好的卫生生活习惯，可以将买回的食物用保鲜盒分类放置，粘贴标签，方便拿取，定期检查冰箱，蔬菜水果买回来要尽快食用。

风险二 食用不当

家里的剩饭、剩菜储存时间过长，可能引起细菌滋生，导致中毒。食用被污染的海产品，密封储存的食物，如：罐头、腊肠等，这都可能引起细菌类食物中毒。

预防措施：如果觉得剩菜、剩饭有异味儿，一定要马上扔掉，千万不要抱着侥幸心理去食用，养成良好健康的饮食习惯，购买新鲜的食材加工烹炒，既环保又健康。

风险三　食物霉变

　　食用发霉变质的食物也可引起中毒,常见的有黄曲霉菌、青霉菌等。冰箱里的食物储存不分类,熟食和生肉混乱搭配放置,容易导致食物交叉污染、发霉,也有些真空保存的食物可能在运输过程中造成包装损坏、胀气等,还有些食物保质期短,过期后发霉变质,这样的食物被食用后,可出现呕吐、腹泻等消化道中毒症状。

预防措施: 家里面一定要注意食用物品的分类保存,而且一定要分类储藏,比如:肉类食物就要放在冰箱里,面包类食物要放在阴凉干燥处并按照日期要求尽快食用,打开瓶的酸奶也要放在冰箱里,并尽快饮用,防止变质。购买食品时,发现包装胀气、漏气的食物,一定拒绝食用,不要怕浪费,身体健康才是最重要的。切忌给儿童吃卫生条件不合格零食,避免引起食物中毒。

风险四　食物烹饪不当

食物烹饪不当也可能导致中毒，比如扁豆含有的有害物质必须经过长时间高温处理后才能食用，没煮熟可能引起呕吐、腹泻等症状；一些油炸、烧烤类的食物使用的油反复多次高温加热，可能分解产生释放一些致癌物质；烧烤的蛋白类食物在烤糊后也会释放一些有毒物质，或者烧烤时烤得不熟，或食材不新鲜都会引起食物中毒。

 预防措施： 家长们在烹饪时一定要选择合理的、科学的烹饪方式，以确保爆炒食物的安全，多吃煮炖类饭菜。比如：在做扁豆时，可以先焯水，然后再进行烹炒，待扁豆完全变色以后再吃，或者炖煮以后再食用，这样烹饪的时间长一点，也会熟得更彻底。尽量少让儿童吃油炸、烧烤类食物，多食用新鲜蔬菜和水果，保证维生素的摄入。

风险五　食物清洗不到位

给儿童食用的蔬菜水果如果清洗不到位,误食食材表面的有毒物质也可能会引起儿童出现一些不良反应。

> **预防措施:** 食用水果蔬菜前,一定要用流动水多清洗或浸泡几遍,也可选择一些专门用来清洗瓜果蔬菜的果蔬净来清洗。

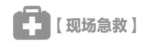 【现场急救】

1. 食物中毒的现场处理　对于食物中毒症状较轻的患儿,首先要停止继续食用那些有毒的食物。如果神志清楚,可以让患儿少量多次地饮水补充体液,促进毒素的排出,密切观察患儿的一般情况,包括患儿的意识、尿量、腹泻的程度及量等。

2. 腹痛、腹泻的现场处理　腹痛、腹泻严重,并伴随频繁呕吐,甚至神志不清的患儿,我们要快速拨打急救电话,将患儿及时送往医院。

3. 食物中毒的现场处理　如果中毒者意识不清,但呼吸、心跳正常,将中毒者翻至侧卧位,头偏向一侧,防止其因呕吐物误吸引起窒息,导致二次伤害,并注意给中毒患儿保暖。家长要对疑似有毒食物保存携带,必要时送往相关部门进行化验,有助于医生快速地找到病因,从而采取对症有效的治疗措施。

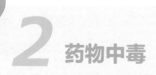

2 药物中毒

婴幼儿是用口感知这个世界的,好奇心强,喜欢探索,但不具备分辨事物的能力。尤其是4岁以下的幼儿,一不小心就容易祸从口入。有报告指出0~14岁年龄段药物中毒的发生有上升趋势。85%以上的儿童药物中毒发生于家中。

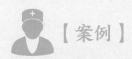

【案例】

误 服 药 物

一天，4岁的豆豆发现桌子上有个小瓶，想起好像奶奶经常打开它并拿出里面的片片放到嘴里吃下。他也试着拧开瓶盖，里面是一粒粒的小药片，舔了一口，发现是甜的，这时他想起爸爸妈妈说过，好吃的东西要和别人分享，就和弟弟两个人一人一颗地吃了起来。吃了好几颗，这时奶奶从厨房走出来发现豆豆和弟弟正在吃自己的降压药，吓得奶奶惊慌失措，赶紧打电话给孩子的爸爸妈妈，同时拨打急救电话把两个孩子送去了医院。查体：神志清，面色苍白，表情淡漠，眩晕、恶心、呕吐，血压下降。医生诊断为药物中毒，立即给予洗胃、补液治疗，幸好家长发现及时，急诊化验相关血标本无明显异常，经近两天的延续支持治疗后豆豆和弟弟痊愈出院了。

生活中的
小隐患 大风险

大多数降压药物通过扩张血管来降低血压。血压正常者误服了降压药以后，会出现全身低血压的症状，表现为面色苍白、眩晕、恶心、呕吐、灰蒙或黑蒙、四肢无力、爱睡觉、表情淡漠等。严重低血压还会出现意识状态异常：如精神紧张、焦虑、烦躁不安和精神情绪异常。本案例中的豆豆和弟弟就是因为服用了奶奶的降压药后导致全身血管扩张，因此出现表情淡漠，眩晕、恶心、呕吐。

【 与药物中毒相关的其他
风险及预防措施 】

 风险一　药物的彩色包装

很多儿童药物或口感很好，或包装可爱，或色彩鲜艳，甚至有些药物外观与糖果类似，使得有的儿童很难正确区分是糖果还是药物。

预防措施：家长首先应将家中药物、保健品放置在儿童不能拿到的地方或将其锁起来，让儿童无法看见或触碰到。家长给儿童喂药时应明确告知服药的原因，不要将药品谎称是糖果或赋予药物一些不存在的功能来迷惑诱导儿童服用。家长不要当着低龄儿童服药，以免其模仿成人的行为。吃完药后家长及时将药品放置安全位置，不要随手放在桌子或柜子上等儿童可以触及的地方，同时最好使用药物安全箱保存药物。

风险二　服错药物或服错剂量

　　监护人看错服用剂量或拿错药品给予儿童服用，导致儿童误服或服用过量等情况。

预防措施：作为家长应认真阅读说明书并遵医嘱，再给儿童喂药，及时清理过期药物，以免和其他药物混淆。家长要不断学习一些药品使用和药品储存安全的小知识。

风险三　有意过量服用

抑郁症是一种负面情绪长期积累导致的心理疾病,已经成为现今社会危害青少年身心健康的主要因素之一。故意服用大剂量药物是抑郁症青少年常常发生的不良行为之一。

预防措施: 家长应多关注青少年的心理活动和情绪波动变化,鼓励青春期家长了解青少年发生抑郁症的早期表现及青少年成长时期应关注哪些方面的相关知识。其次建议家长适当改变家庭相处和教育模式,在青少年面对学习压力或负性事件时提供正向积极的引导、关爱和支持。然后关注长期居家放假或考试时期的青少年,关心和管理好青少年的作息时间,提供较宽松的生活和学习环境。鼓励青少年培养健康的业余爱好,鼓励他们多和朋友交流,多到户外运动健身。最后需要长期服用精神疾病药物的儿童不让他们自己看管服用的药物,家长最好可以监管患儿服药,防止藏药、偷药等行为。一旦发现儿童药物服用过量应及时就医。

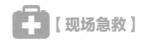

【 现场急救 】

1. 误服药物的处理 一旦发现或怀疑儿童误服药物,家长应尽快弄清具体药物名称,服药时间及大致的剂量,携带残余药物、呕吐物、药瓶,及时就医。如果服用的是没有腐蚀性的药物,可以给儿童多喝水,不推荐常规催吐,尤其小婴儿和意识障碍者不能催吐。如果服用的是腐蚀性药物,或儿童已经出现神志不清,甚至抽搐等,及时拨打急救电话,尽快送到医院就诊。

2. 摄入过量药物的处理 儿童出现以下异常情况,如消化道症状:恶心、呕吐,腹痛、腹泻;呼吸道症状:咳嗽、喘憋;神经系统症状:意识不清、爱睡觉、异常兴奋或烦躁、抽搐,立即送到医院就诊。

3. 服药后发生抽搐的处理 儿童发生抽搐,应立刻将头偏向一侧或侧卧位,避免儿童呕吐导致误吸造成二次伤害。

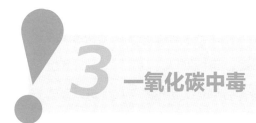

3 一氧化碳中毒

一氧化碳是一种性质稳定、无色、无味的气体。当环境中一氧化碳浓度超过 0.05% 时即可引起人、畜中毒，严重者危及生命或造成身体残疾。一氧化碳中毒主要为含碳物质不完全燃烧所致。常见于使用燃气热水器、煤炉、火锅、接触汽车废气、火灾以及瓦斯爆炸救援和幸存者。事故发生时，由于事故现场通风较差，若未及时发现极易造成患者的死亡，因此，应当引起我们的高度重视。

 【案例】

一氧化碳——隐形杀手

周末，11 岁的明明与父母在家休息，突然明明父亲闻见室内有异味，查找原因时，在厨房发现明明昏倒在地，脸色苍白、大汗淋漓、父亲大声喊他，他也没有反应，明明父亲立即将厨房开窗通风，把明明抱到卧室，掐明明的人中、虎口等部位，并给明明做人工呼吸，约5分钟后明明双眼上翻，手腕处可以摸到微弱脉搏，但是仍然没有意识，明明父亲再次为他做人工呼吸，约8分钟后明明出现深大呼吸，伴烦躁不安，约20分钟后，明明意识恢复，随即父母带明明到急诊科就诊，医生查体：明明处于昏迷状态，仅对疼痛刺激有反应，查血中碳氧血红蛋白浓度达30%，以一氧化碳中毒收入院，经过高压氧治疗，明明康复出院。

【案例相关知识】

一氧化碳（俗称煤气）是一种无色无臭无刺激的气体，一种亲神经化学毒物，极容易与血液中的血红蛋白结合，破坏输送氧的正常功能，造成大脑严重缺氧。当空气中的一氧化碳含量超过0.05%就可使人中毒，导致机体缺氧，出现以神经系统损害为突出表现的中毒急症。一氧化碳中毒的早期表现为剧烈头痛、头晕、心慌、面部潮红、口唇呈现樱桃红色、全身乏力、恶心、呕吐、嗜睡、意识模糊等症状。随着病情的进一步加重,可出现呼吸困难、意识丧失、昏迷等症状,常伴有脑水肿、肺水肿、休克等严重并发症,死亡率极高。明明就是因为厨房煤气泄漏,短时间内吸入大量一氧化碳,因此出现了相关的中毒症状。

【与一氧化碳中毒相关的其他风险及预防措施】

 风险一　汽车引起的一氧化碳中毒

如果汽车停驶时开空调并关闭门窗,废气一氧化碳含量会逐渐升高,车内的人会在不知不觉中吸入漏入车内的一氧化碳,而导致中毒昏迷。

 预防措施: 开车时,不要让发动机长时间空转;车在停驶时,不要在门窗密闭的情况下持续开放空调;即使是在行驶中,也应经常打开车窗,让车内外空气流通。不要长时间在密闭车厢内靠发动机供暖,更不能在发动机持续作业时在车厢内睡觉,驾驶或乘坐空调车如感到头晕、发沉、四肢无力时,应及时停车开窗呼吸新鲜空气。

风险二 煤炉、炭火、燃气、热水器使用不当引起的一氧化碳中毒

使用煤炉、炭火、燃气、热水器时,当室内空气不流通、燃料不完全燃烧或排气不良时,也容易造成一氧化碳中毒。

预防措施: 如在使用煤炉、柴炉取暖或使用燃气热水器洗澡时有头晕、胸闷症状,要尽快打开门窗,脱离现场。室内使用煤炉、炭火等取暖设备时,煤炭要烧尽,不要闷盖;要经常打开门窗通风换气,保持室内空气新鲜。煤炉要安装烟筒,烟筒接口处要接牢,严防漏气;烟筒口最好开在下风向,伸出室外的烟筒,最好加装遮风板或拐弯处理,防止大风将煤气吹回屋内;屋内务必安装风斗,风斗最好安装在门窗的上方。正确使用燃气热水器,定期检查线路、管道、阀门,定期检查炉具,维护和清扫烟筒、风斗,保持烟筒、风斗畅通。煤炉、炭火等取暖设备应远离易燃、易爆、易挥发的有毒物质,不要直接放在卧室;如条件允许,晚上睡觉前最好将炉具搬到屋外。在低气压、相对湿度较大的雨、雪、冰雹天气等气象条件下,尽量不要使用煤炉、

炭火等取暖设备；家中吃火锅时，最好不要使用煤、炭火锅，如果使用，最好放在通风的大厅或保持门窗开放通风。家中使用煤炉、炭火等取暖设备时，最好安装一氧化碳探测器，并定期检查维护，以确保探测器正常运行。

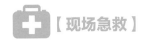 【现场急救】

1. **自救** 当出现头晕、头痛、恶心、呕吐、心悸、乏力、嗜睡等轻度中毒症状时，要设法离开现场，呼吸新鲜空气，并呼叫他人速来相助。

2. **一氧化碳中毒的基本现场处理** 一旦发现燃气泄漏，应立即打开门窗，切勿开关电器和使用明火，以免引起爆炸。如果发现一氧化碳中毒儿童，救助者应用湿毛巾捂住口鼻进入室内，立即打开门窗通风，迅速将患儿转移到通风处平卧，解开衣领及腰带以利其呼吸顺畅。需要注意的是冬季注意防寒保暖，寒冷刺激可加重病情，期间应尽早拨打急救电话。

3. 昏迷、呕吐的现场处理 如患儿昏迷,应将其头部偏向一侧,以免呕吐后误吸;同时评估自主呼吸,如无有效自主呼吸,需立即启动心肺复苏。如出现呕吐,将患儿置于在头高脚低位置,头偏向一侧,以防窒息,并保持呼吸道通畅。

4. 尽快转运 应将中毒患儿尽快转运至有救治能力的医院,如路途遥远,可指导家属自驾车护送患儿与救护车对接,避免就地等待,延误抢救时机。

生活中的
小隐患 大风险

第九章

窒　　息

窒息是儿童常见的危急重症。气道完全阻塞造成的窒息在几分钟内就会导致心搏骤停。因此,当窒息发生时,只有及时解除气道阻塞,帮助呼吸恢复,才能降低死亡风险。

呼吸道梗阻导致窒息

呼吸系统机体和外界进行气体交换的场所。呼吸道分为上呼吸道和下呼吸道。呼吸道梗阻是指某种原因导致呼吸道发生狭窄或阻塞,空气不能进入肺内进行气体交换,严重者导致死亡。儿童非故意伤害中,呼吸道堵塞导致窒息占18%,因此必须予以重视。

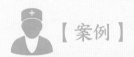

【案例】

令人窒息的秋千

4岁的轩轩喜欢荡秋千,爸爸在小院内给她做了一个小秋千。这天奶奶和轩轩在院子里玩,轩轩要喝水,奶奶到屋内给她拿水杯,这时家里的电话响了,奶奶接电话过程中,轩轩自己坐在秋千上面玩起来。奶奶打完电话来到院子里发现轩轩颈部被套在秋千的绳子里,脸色发紫,没有任何反应。奶奶慌忙拨打急救电话。医务人员到现场给轩轩实施了心肺复苏,经过积极抢救轩轩终于恢复了自主呼吸。

【案例相关知识】

勒颈是导致机械性窒息的重要原因之一,脖颈部被勒住后,压迫气管、血管、刺激迷走神经,出现严重缺氧、意识逐渐丧失、心跳变慢、流涎;大静脉淤血,颈静脉怒张,出现颜面青紫、肿胀,严重时可导致患儿呼吸、心搏停止。为什么轩轩的颈部被套在秋千绳上几分钟内就出现了窒息? 主要是绳子勒住患儿的颈部,使得气道受压阻塞直至完全闭塞。气道闭塞空气无法通过呼吸道进入肺脏,肺脏氧气摄入中断,引起机体组织缺氧,导致呼吸、循环衰竭。再者由于颈部血管受压致血液不能供应脑组织,脑细胞缺氧、缺血而发生功能障碍,严重者可导致死亡。

【与窒息相关的其他风险及预防措施】

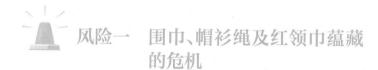

风险一　围巾、帽衫绳及红领巾蕴藏的危机

许多家长为了保暖给儿童系上围巾或选择带绳子的帽衫。儿童在玩耍或者运动时,围巾或连帽衫上的绳子会随身体的转动而飘散,绳结或线头可能会钩挂在栏杆或缝隙中,儿童在运动时可能发生机械性牵拉,导致围巾或绳子在颈部越缠越紧,使得呼吸受阻,发生窒息。同学们在打闹的时候由于拽拉红领巾也可能会导致窒息的发生。

预防措施：儿童外出时家长要时时看护陪同，保证儿童的安全。儿童尽量选择宽松、没有多余装饰的衣物。外衣或帽衫上的绳结最好撤除。围巾长度不宜过长，最好选择样式简洁，没有流苏等装饰为宜。系围巾尽量不选择交叉打结方式。家长及老师叮嘱学生正确佩戴红领巾，玩耍时不要拉拽对方的红领巾。

风险二　触手可及的绳子可能成为伤人凶器

有的家庭会在自家阳台或院子里用绳子当作晾衣绳。还有的家庭使用带有拉绳的窗帘。晾衣绳多余的部分垂坠下来，或窗帘拉绳堆积在窗台上。儿童独自在家时会有意识地去模仿家长的动作拖拽和玩耍绳子，无意间可能会套住自己的颈部。挣扎中可能会使绳子越缠越紧或因身体下坠勒住颈部而造成窒息。

预防措施：对儿童进行安全教育，增强儿童的自我保护能力，谨防意外伤害的发生。整理好家中窗帘的拉绳或更换为无拉绳窗帘。晾衣绳固定在足够高的位置，固定好多余的部分绳子。不要让儿童独自在家，防止意外伤害发生。

 风险三　沙发扶手、安全护栏间隙过大

　　家庭中的某些家具上的空隙（如木制沙发、扶手转椅，椅背和扶手等处的空隙），门窗的护栏及防盗窗、楼梯和护栏等的间隙如果过大，可能让儿童头部深入其中，也是造成窒息的安全隐患。

预防措施：家长应为儿童营造一个安全的家庭环境，选择各种家具、阳台、门窗、楼梯等充分考虑儿童安全需求，门窗楼梯护栏最好选择最小间隙，并在这些有间隙的地方安装防护网。沙发、座椅最好选择没有间隙的，如有空隙须提前用软垫做好填充等防护措施，防止意外发生。此外家长们应做好安全教育，让儿童增强安全意识。

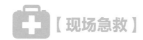

【 现场急救 】

1. 头颈部卡在沙发扶手或护栏内的处理　发现异常情况首先尽力安抚儿童的情绪,同时稳定他的身体,固定头颈部。防止因慌乱挣扎造成头颈部更多的伤害。如果儿童的身体悬空,一定要第一时间托起并稳定其身体,认真观察被卡情况,适当调整体态,解除栏杆对头颈部的压迫和禁锢,保证呼吸畅通。观察儿童的受伤情况,如有皮肤破损,用纱布或干净的毛巾保护好伤口。拨打急救电话,及早请专业人员安全破除扶手或护栏的禁锢,及时到医院进行详细的检查治疗。

2. 颈部勒伤的处理　发现儿童颈部被绳索勒住,第一时间松解或割开绳索,保护好儿童的头颈部,将其放置在平坦的地面上,检查儿童呼吸心跳情况,如果呼吸心跳停止立即进行心肺复苏。

3. 心跳呼吸停止的现场处理　如果发现患儿意识丧失,应迅速将其转移到安全地带,立即拨打急救电话,评估呼吸情况,必要时及时启动心肺复苏。如果儿童自主呼吸存在,在等待救援期间应将儿童置于安全体位,保持气道通畅,密切观察儿童的情况,随时准备启动心肺复苏。

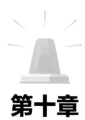

第十章

实质脏器损伤

人体的脏器可以分为实质脏器和空腔脏器。空腔脏器主要包括胃、肠、膀胱、胆等,实质脏器则包括心脏、肺部、肾、肝、脾等。

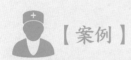

【案例】

心 脏 破 裂

6岁的果果在通道上开心地追逐着自己的新足球,妈妈在后面不远处跟着,突然足球滚到了马路上,果果就跟着追了过去,没有看到后面一辆三轮车正呼啸而来,同时另一辆逆行的三轮车也正飞奔而来,为了躲避儿童和那只足球,两辆三轮车左拐右拐,却还是撞到了一起,更不幸的是,果果被夹在了两辆三轮车之间,一切发生得太快,果果妈妈还没来得及反应过来,悲剧就发生了。妈妈赶紧上前救出果果,但果果面色苍白,口唇发紫,胸腹部有明显的车轮印,妈妈赶紧拨打急救电话,到医院后医生查体,果果精神烦躁,对答言语不清,四肢末梢湿冷等症状,心脏彩超检查提示"心包大量积血,心内异常回声团块,性质待定",以"心脏外伤致心脏破裂出血"急诊收入院,医生给果果进行了心脏裂伤止血缝合术,术后住院 11 天,最终痊愈出院。

【案例相关知识】

心脏破裂是急诊外科较为少见的一种危急重症,主要由闭合性心脏损伤和穿透性心脏损伤引起,穿透性心脏损伤多由尖刀锐器、子弹、弹片等穿透胸部及心脏所致,闭合性心脏损伤则由于强大暴力撞击前胸使心脏遭受挤压而破裂。外伤所致心脏破裂以右心房和右心室最常见。心脏破裂可在伤后立即发生,也可于数天或 1 至 2 周内出现延迟性或继发性破裂。患儿通常面色苍白、呼吸急促、四肢冰凉,诉胸部疼痛,根据创伤病史及上述体征应立即进行紧急治疗,然而,入院后的病死率仍高达 35%~50%。

果果是因为两辆三轮车同时撞击胸部产生的强大暴力导致心脏遭受挤压而破裂,属于闭合性心脏损伤。心脏破裂后,心肌受损,泵血功能急速下降,同时心脏内血液快速大量溢出至心包,使心脏进一步受到挤压,因此果果快速出现休克症状。

【 导致心脏破裂伤的其他
风险及预防措施 】

 风险一 高处跌落

高处坠落伤是指在日常工作或生活中不慎从高处坠落,在高速的冲击力下,心脏受冲击而破裂,常伴其他脏器或组织的损伤,损伤的严重程度与坠落的高度、着地部位、年龄、体质量、地面性质、空中障碍物阻挡、能量等因素有关。

 预防措施: 父母提高警惕,高处做好保护性措施,做好儿童的家庭教育,不单独到高处玩耍,在高处时禁止追逐打闹,远离易发生坠落的危险区域,提高自我防护意识。

 风险二 锐器刺伤

日常生活中常见锐器如果未加妥善保管和使用,也可能会因不慎而直接损伤心脏,例如铁签、各种针具、刀具等。

预防措施： 妥善保管日常生活中常见的危险利器，放在儿童触及不到的位置，必要时上锁保管，使用时注意避让儿童，使用后及时收纳。

 ## 风险三　运动损伤

运动员尤其棒球、冰球运动员好发。主要是由于运动过程中，心前区猛然受到外力冲击，导致心脏震荡引起心脏破裂伤。

 预防措施： 儿童从事相关运动时做好防护措施，加强儿童的自我保护意识。

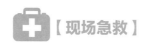

当外伤后儿童出现面色苍白、呼吸急促、四肢冰凉、意识淡漠，家长应快速拨打急救电话，争分夺秒转运。

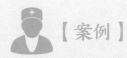

【案例】

脾脏破裂

某小区的两栋住宅楼在8楼楼层之间有连廊相连,放学后10岁的昊昊和小伙伴就在连廊处开始了游戏,几个小伙伴跑跑跳跳,打打闹闹,玩得很开心。突然,只听咔嚓一声巨响,连廊地板破裂脱落,昊昊和小伙伴们跟着发生了坠落。昊昊家长发现放学后昊昊没有及时回家,于是通过电话手表定位,于20分钟后到达坠落地点,却发现昊昊和两个小伙伴平躺于地面上,头枕在碎砖石上,意识状态差,呻吟,无法回答问题,地上还有很多血,昊昊妈妈赶紧拨打急救电话,急救人员到达后,给他们颈部固定了颈托,出血的肢体进行包扎固定后立即送往医院,到达急诊抢救室时,昊昊和小伙伴反应弱,口唇青紫,伴破裂出血,呼吸急促,查体腹部饱满,板状腹,肝脾触诊不清,急诊行B超检查,以多发骨折+脾脏破裂伤收入院,入院后经过多次手术,最终康复出院。

脾脏位于腹部左侧上部,胃底与膈肌之间,其质软而脆,是腹部最易受损伤的实质性脏器,脾破裂多由于腹部受到外力打击所致,常见原因为交通事故、高空坠落、挤压伤等,也可为自发性破裂,多见于有慢性病变(如血吸虫病、疟疾、淋巴瘤等)的患儿。脾破裂后,患儿主要表现为腹痛,随着病情的进展,腹痛范围可逐渐扩大,严重者还会发生休克。由于脾脏血运丰富,组织脆弱,一旦发生外伤性脾破裂,易引起失血性休克,危及患者生命。本病例中昊昊和他的小伙伴是由于高空坠落导致脾脏受到严重冲击和挤压而发生的破裂,同时合并多发骨折等,因此需要尽快抢救。

【导致脾脏破裂的其他风险及预防措施】

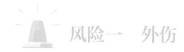

风险一　外伤

交通事故、高空坠落、挤压伤、锐器刺伤等情况可能会导致脾破裂。

预防措施：注意安全，出行注意遵守交通规则，避免去危险的场所，避免做危险的动作，例如上树、爬墙或者是从高处往下跳等，不玩耍刀枪及其他尖锐的物品。

 风险二　患有增加脾脏损伤风险的疾病

自发性脾破裂多有脾脏基础病理改变，多有腹压骤增等诱因。常见的导致病理性脾大的慢性病变有血吸虫病、疟疾、淋巴瘤等。

预防措施：患有上述慢性疾病的儿童注意避免剧烈运动，避免做一些危险的动作，远离危险场所，定期复查和体检，一旦怀疑发生脾破裂，应该及时就医。

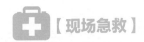【现场急救】

腹部外伤史是判断脾脏破裂的重要依据。对于发生在腹部的贯穿性损伤或闭合性损伤，均有脾脏损伤可能，腹部有损

伤出血的患儿应进行加压包扎止血,腹部没有可见损伤但是患儿有持续性腹痛,面色苍白、心慌等表现时应高度警惕脾破裂的可能,应立即拨打急救电话进行急救,迅速送往医院。脾破裂一般起病急骤、病情进展迅速、致死率高,部分患儿在现场或转运途中即发生失血性休克,也有部分患儿死于抢救过程中,因此争分夺秒进行抢救和转运至关重要。

参考文献

[1] 张琳琪,王天有. 实用儿科护理学[M]. 北京:人民卫生出版社,2018.

[2] 戴建英,胡晓萍. 238 例交通事故患者的急诊救治分析[J]. 中国急救复苏与灾害医学杂志,2018,13(12):1243-1244.

[3] 赵国强,赵旭飞,刘建方,等. 97 例儿童高处坠落伤的特点及预后分析[J]. 中华急诊医学杂志,2018,27(6):620-623.

[4] 李蕾,张志泉,郑成中,等. 儿童溺水的防治方案专家共识[J]. 中国当代儿科杂志,2021,23(1):12-17.

[5] 黄华,崔晓燕,张大,等. 完全腹腔镜手术治疗小儿消化道异物磁力珠 10 例分析[J]. 中国微创外科杂志,2021,21(7):657-660.

[6] 中华医学会儿科学分会灾害儿科学学组,中国人民解放军儿科学专业委员会. 儿童烧伤预防和现场救治专家共识

[J]. 中国当代儿科杂志, 2021, 23 (12): 1191-1199.

[7] 中华医学会眼科学分会角膜病学组. 中国眼烧伤临床诊疗专家共识 (2021 年) [J]. 中华眼科杂志, 2021, 57 (4): 254-260.

[8] 杜剑, 左永波, 陈庆军. "优拓" 引流条在手部猫咬伤狂犬病暴露 Ⅲ 级伤口患者治疗中的应用效果 [J]. 中国急救复苏与灾害医学杂志, 2021, 16 (9): 1060-1062.

[9] 王晓莉, 郭雪松, 田雨, 等. 儿童头面部犬咬伤急诊综合治疗 [J]. 中国药物与临床, 2021, 21 (23): 3909-3910.

[10] 潘春予, 曾惠权, 薛晓燕. 75 例儿童药物中毒临床分析 [J]. 儿科药学杂志, 2020, 26 (8): 45-47.

生活中的
小隐患 大风险

儿科
急诊室 的
故事

52检

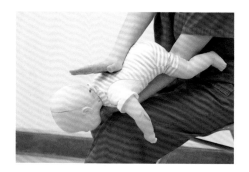

彩图 3-2　海姆立克急救法（1岁以下婴儿）——手掌根部叩击肩胛之间

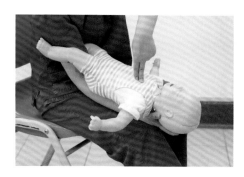

彩图 3-3　海姆立克急救法（1岁以下婴儿）——按压两乳头连线中点

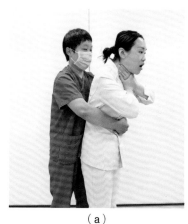

（a）

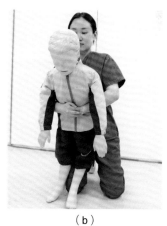

（b）

彩图 3-4　海姆立克急救法（儿童）

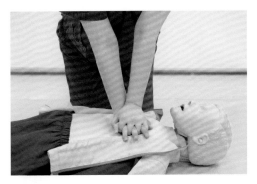

彩图 5-2　双掌按压法

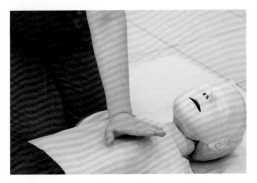

彩图 5-3　单掌按压法

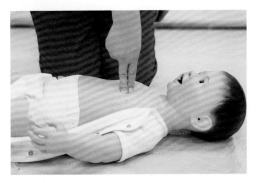

彩图 5-4　双指按压法

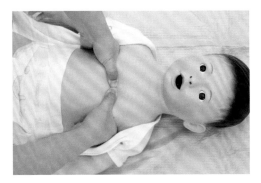

彩图 5-5　双拇指环抱按压法

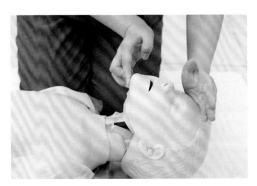

彩图 5-6　仰头提颏法

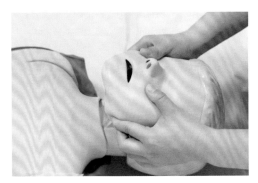

彩图 5-7　推举下颌

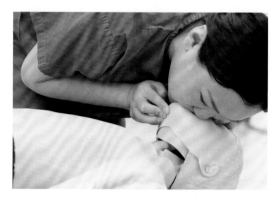

彩图 5-8　口对口人工呼吸

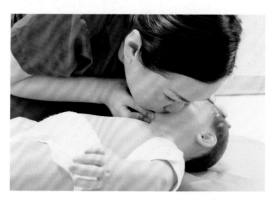

彩图 5-9　口对口鼻人工呼吸